中医临床必读丛书

针灸甲乙经

晋·皇甫谧　编集
黄龙祥　整理

人民卫生出版社

图书在版编目(CIP)数据

针灸甲乙经/晋·皇甫谧编集　黄龙祥整理．—北京：人民卫生出版社，2006.6

(中医临床必读丛书)

ISBN 978-7-117-07691-3

Ⅰ.针…　Ⅱ.①皇…②黄…　Ⅲ.针灸学　Ⅳ.R245

中国版本图书馆CIP数据核字(2006)第054608号

门户网：www.pmph.com　出版物查询、网上书店
卫人网：www.ipmph.com　护士、医师、药师、中医师、卫生资格考试培训

中医临床必读丛书

针灸甲乙经

编　　集：晋·皇甫谧
整　　理：黄龙祥
出版发行：人民卫生出版社(中继线 010-59780011)
地　　址：北京市朝阳区潘家园南里19号
邮　　编：100021
E - mail：pmph @ pmph.com
购书热线：010-67605754　010-65264830
　　　　　010-59787586　010-59787592
印　　刷：中农印务有限公司
经　　销：新华书店
开　　本：850×1168　1/32　　**印张**：11.25
字　　数：216千字
版　　次：2006年6月第1版　　2025年1月第1版第30次印刷
标准书号：ISBN 978-7-117-07691-3/R·7692
定　　价：19.00元

打击盗版举报电话：010-59787491　E-mail：WQ@pmph.com

(凡属印装质量问题请与本社销售中心联系退换)

出版者的话

中医要发展创新，提高临床疗效是必由之路。而提高临床疗效的捷径，就是继承前人宝贵的诊疗理论和丰富的临床经验。古今大凡著名医家，无不是在熟读古籍，继承前人经验的基础上而成为一代宗师的。厚积薄发，由博返约，是读书成才的必然过程。步入 21 世纪，中医的发展与创新仍然离不开继承，而继承的第一步必须是熟读中医古籍，奠定基础。这好比万丈高楼，筑基必坚；参天大树，扎根必深。

为了在新世纪进一步发展中医，提高中医临床疗效水平，针对目前中医现状，国家中医药管理局启动了“优秀中医临床人才研修项目”。该计划首批精选培养名中医 200 名左右，期望在新世纪再培养一大批中医临床大家，为我国人民的医疗保健再做贡献。做临床，必读古籍；做名医，更需要熟悉古籍并能灵活应用。为了适应中医临床人才培养计划，我们从“优秀中医临床人才研修项目”必读书目中先期精选了中医各科必读的 20 种予以整理出版，后 51 种相继出版发行，《中医临床必读丛书》的出版渐臻完备。本丛书共 71 种，所选精当，涵盖面广，多为历代医家推崇，尊为必读经典著作，在中医学发展的长河中，占有重要的学术地位。

本次整理突出了以下特点：①力求原文准确，每种医籍均由各科专家遴选精善底本，加以严谨校勘，为读者提供精确的原文。②原则上只收原文，不作校记和注释，旨在使读者在研习之中渐得旨趣，体悟真谛。③每书撰写了导读，介绍该书的作者生平、成书背景、学术特点，及对临床的指导意义以及如何学习运用等内容，提要钩玄，以启迪读者。为便于读者检索，书后附以索引。

期望本丛书的出版，能真正起到读古籍，筑根基，做临床，提疗效的作用，有助于中医临床人才的培养和成长，以推动我国中医药事业的发展与创新。

一、经典著作

《黄帝内经素问》

《灵枢经》

《伤寒论》

《金匮要略》

《温病条辨》

《温热经纬》

二、通用著作

《素问玄机原病式》

《素问病机气宜保命集》

《儒门事亲》

《脾胃论》

《兰室秘藏》

《格致余论》

《丹溪心法》

《景岳全书》

《医贯》

《理虚元鉴》

《慎柔五书》

《医宗金鉴》

《石室秘录》

《杂病源流犀烛》

《类证治裁》

《医林改错》

《血证论》

《本草备要》

《医方集解》

《名医类案》

《医学衷中参西录》

三、各科著作

(一)内科

《金匮钩玄》

《秘传证治要诀及类方》

《医宗必读》

《医学心悟》

《证治汇补》

《医门法律》

《张氏医通》

《张聿青医案》

《临证指南医案》

《症因脉治》

《医学入门》

《医醇賸义》

(二)外科

《外科证治全生集》

《外科发挥》

《疡科心得集》

《外科精义》

(三)妇科

《妇人大全良方》

《女科经纶》

《傅青主女科》

《竹林寺女科秘传》

《济阴纲目》

(四)儿科

《小儿药证直诀》

《活幼心书》

《幼科发挥》

《幼幼集成》

(五)眼科

《秘传眼科龙木论》

《审视瑶函》

《银海精微》

《目经大成》

《眼科金镜》

(六)耳鼻喉科

《重楼玉钥》

《口齿类要》

《喉科秘诀》

(七)针灸科

《针灸甲乙经》

《针灸大成》

《针灸聚英》

(八)骨伤科

《永类钤方》

《仙授理伤续断秘方》

《世医得效方》

《正体类要》

《伤科汇纂》

《厘正按摩要术》

(九)养生

《遵生八笺》

《老老恒言》

人民卫生出版社

2006年5月

序

中医药学是具有中国特色的生命科学，是科学与人文融合得比较好的学科，在人才培养方面，只要遵循中医药学自身发展的规律，只要把中医理论知识的深厚积淀与临床经验的活用有机的结合起来，就能培养出优秀的中医临床人才。

近百余年西学东渐，再加上当今市场经济价值取向的作用，使得一些中医师诊治疾病，常以西药打头阵，中药作陪衬，不论病情是否需要，一概是中药加西药。更有甚者不切脉、不辨证，凡遇炎症均以解毒消炎处理，如此失去了中医理论对诊疗实践的指导，则不可能培养出合格的中医临床人才。对此，中医学界许多有识之士颇感忧虑而痛心疾首。中医中药人才的培养，从国家社会的需求出发，应该在多种模式多个层面展开。当务之急是创造良好的育人环境。要倡导求真求异，学术民主的学风。国家中医药管理局设立了培育名医的研修项目，首先是参师襄诊，拜名师制订好读书计划，因人因材施教，务求实效。论其共性则需重视“悟性”的提高，医理与易理相通，重视易经相关理论的学习；还有文献学、逻辑学，生命科学原理与生物信息学等知识的学习运用。“悟性”主要体现在联系临床，提高思想思考思辩的能力，破解疑难病例获取疗效。再者是熟读一本临证案头书，研修项目精选的书目可以任选，作为读经典医籍研修晋阶保底的基本功。第二是诊疗环境，我建议城市与乡村、医院与诊所、病房与门诊可以兼顾，总以多临证多研讨为主。若参师三五位以上，年诊千例以上，必有上乘学问。第三是求真务实,“读经典做临床”关键在“做”字上苦下功夫,敢于置疑而后验证、诠释进而创新,诠证创新自然寓于继承之中。

中医治学当溯本求源,古为今用,继承是基础,创新是归宿,认真继承中医经典理论与临床诊疗经验,做到中医不能丢,进而才是中医现代化的实施。厚积薄发、厚今薄古为治学常理。所谓勤求古训、融汇新知,即是运用科学的临床思维方法,将理论与实践紧密联系,以显著的疗效、诠释、求证前贤的理论,寓继承之中求创新发展,从理论层面阐发古人前贤之未备,以推进中医学科的进步。

综观古往今来贤哲名医均是熟谙经典,勤于临证,发遑古义,创立新说者。通常所言的“学术思想”应是高层次的成就,是锲而不舍长期坚持“读经典做临床”在取得若干鲜活的诊疗经验的基础上,应是学术闪光点凝聚提炼出的精华。笔者以弘扬中医学学科的学术思想为己任而决不敢言自己有什么学术思想,因为学术思想一定要具备有创新思维与创新成果,当然是在继承为基础上的创新;学术思想必有理论内涵指导临床实践,能以提高防治水平;再者学术思想不应是一病一证一法一方的诊治经验与心得体会。如金元大家刘完素著有《素问玄机原病式》,自述“法之与术,悉出《内经》之玄机”,于刻苦钻研运气学说之后,倡“六气皆从火化”,阐发火热症证脉治,创立脏腑六气病机、玄府气液理论。其学术思想至今仍能指导温热、瘟疫的防治。非典型传染性肺炎(SARS)流行时,运用玄府气液理论分析证候病机,确立治则治法,遣药组方获取疗效,应对突发公共卫生事件造福群众。毋庸置疑刘完素是“读经典做临床”的楷模,而学习历史,凡成中医大家名师者基本如此,即使当今名医具有卓越学术思想者,亦无例外,因为经典医籍所提供的科学原理至今仍是维护健康防治疾病的准则,至今仍葆其青春,因此“读经典做临床”具有重要的现实意义。

值得指出,培养临床中坚骨干人才,造就学科领军人物是当务之急。在需要强化“读经典做临床”的同时,以唯物主义史观学习易经易道易图，与文、史、哲，逻辑学交叉渗透融合，提高“悟性”指导诊疗工作。面对新世纪东学西渐是另一股潮流，国外学者研究老聃、孔丘、朱熹、沈括之学，以应对技术高速发展与理论相对滞后的矛盾日趋突出的现状。譬如老聃是中国宇宙论的开拓者，惠施则注重宇宙中一般事物的观察。他解释宇宙为总包一切之“大一”与极微无内之“小一”构成，大而无外小而无内，大一寓有小一，小一中又涵有大一，两者相兼容而为用。如此见解不仅对中医学术研究具有指导作用，对宏观生物学与分子生物学的链接，纳入到系统复杂科学的领域至关重要。近日有学者撰文讨论自我感受的主观症状对医学的贡献和医师参照的意义；有学者从分子水平寻求直接调节整体功能的物质，而突破靶细胞的发病机制；有医生运用助阳化气，通利小便的方药能同时改善胃肠症状治疗幽门螺杆菌引起的胃炎，还有医生使用中成药治疗老年良性前列腺增生，运用非线性方法，优化观察指标，不把增生前列腺的直径作为惟一的“金”指标，用综合量表评价疗效而获得认许，这就是中医的思维，要坚定地走中国人自己的路。

人民卫生出版社为了落实国家中医药管理局设立的培育名医的研修项目，先从研修项目中精选20种古典医籍予以出版，余下50余种陆续刊行，为我们学习提供了便利条件，只要我们“博学之，审问之，慎思之，明辩之，笃行之”，就会学有所得、学有所长、学有所进、学有所成。治经典之学要落脚临床，实实在在去“做”，切忌坐而论道，应端正学风，尊重参师，教学相长，使自己成为中医界骨干人才。名医不是自封的，需要同行认可，而社会认可更为重要。让我们互相勉励，为中国中医名医战略实施取得实效多做有益的工作。

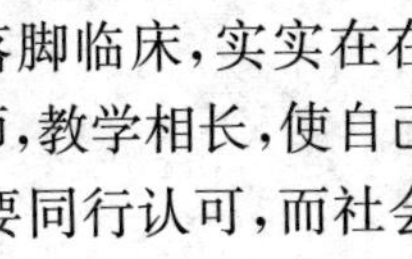

2005年7月5日

导读

《针灸甲乙经》，全名《黄帝三部针灸甲乙经》，简称《甲乙经》，12卷，系晋·皇甫谧编集，成书于魏甘露（256～259）年间。全书主要由《素问》、《灵枢》、《明堂》三部古医经类集而成。

该书类集《素问》、《灵枢》之论以为诸疾之病因、病机、治则之总括，复采《内经》、《明堂》针灸治疗之法以为治，贯通三部中医经典之理论与实践于一书，成为第一部系统性针灸学的经典。从隋唐时期以来，针灸学术即以此为基础，非仅在国内不断发展，还传播到邻近各国，对于针灸学术的发展产生了极为深远的影响。

该书不仅是《素问》、《灵枢》最早传本，而且还是《黄帝明堂经》惟一完整传本，对考察古代针灸腧穴的源头文献，具有极高的文献价值。

一、《针灸甲乙经》作者与版本

《隋书·经籍志》所记“黄帝甲乙经十卷”条下未注明作者，《旧唐书·经籍志》则注曰“皇甫谧撰”。而先于此，初唐时杨上善、杨玄操已明确指出《甲乙经》一书的编者为皇甫谧。关于《甲乙经》的成书年代，据传世本序文，当成于魏甘露年间（256～259年）。

宋林亿校本《甲乙经》自北宋刊行后，南宋、金、元均未见重刊，现存最早刊本为明万历吴勉学校刊《医学六经》本。此本于万历二十九年（1601）收入吴勉学校刊《医统正脉》丛书中，现存此书多系清代书坊重修本，断版缺字较多，并可见较多的补版。又有明代蓝格抄本，与“六经本”非出自同一底本，可校补前者脱误之处颇多，但此本非精抄本，前后体例不一，错乱、残缺之处也不少。《四库全书》本与余云岫所引之所谓“嘉靖本”相吻合，也有一定参考价值。故校勘《甲乙经》一书，当以“六经本”为底本，以“明抄本”作主校本，以“四库本”作参校本。至于所谓“抄正统本”者，问题很多，作伪充古之迹显然，不宜再作为校勘《甲乙经》的依据。

该书前六卷主要论述脏腑、阴阳、气血、经脉、腧穴、诊法、刺法刺禁等，相当于基础理论，可视为全书的总论，其中卷三“腧穴”辑自《明堂》，其他各篇多辑自《素问》、《灵枢》；后6卷则以病证为纲，论述各科诸疾的针灸治疗，可视为全书的各论部分。

二、主要学术特点及对临床的指导意义

（一）腧穴归经与脉气所发

该书共收载《明堂经》针灸腧穴349个，其中肘膝以下穴按十二经分类，而其余穴则分部按线排列，是一种分经与分部相结合的腧穴分类方法。唐代杨上善将《明堂经》所有349穴分别归于十二经和奇经八脉，宋代王惟一分别采用了《甲乙经》腧穴分类法和按经脉分类法，其中按经统穴法经元代滑伯仁的提倡，自明代始渐渐流行，然而《甲乙经》腧穴分类法一直沿用到清代，与按经分类法并行，而且在按经属穴法广为流行的现代，人们对于《甲乙经》腧穴分类法的优点反而认识得更加深刻。

从大量古今腧穴文献记载来看，腧穴主治与经脉相关的同一性仅仅表现在四肢肘膝以下的五输穴及络穴上，其他部位的腧穴多只是主治局部病症，并没有反映出其与相关的经脉、内脏间的联系。另一方面，如果同一经脉上的腧穴主治在很大程度上是统一的，那么腧穴归经的过程就非常简单，而事实上在《内经》中只是将四肢肘膝以下的五输穴归经，至《甲乙经》也只将四肢肘膝以下穴归经，这种状况一直持续到唐中叶，唐代虽然开始将《明堂经》349 穴全部归经，但各家归经的情况各不相同，宋代官修针灸典籍《铜人腧穴针灸图经》则兼收了这两种归经方法。为什么这么长的时期内古人就一直不肯将四肢部以外的腧穴归经呢？恐怕与躯干部穴主治局部病症的特点密切相关，将这些穴统一归经后，并不能对针灸临床诊疗起指导作用。古人所谓“循经取穴”主要还是指循经取肘膝以下十二经穴，故这种腧穴归经没有体现出相应的临床指导意义。另一方面，《甲乙经》的腧穴分类法便于相邻部位腧穴的对比学习掌握和临床应用。这也是这种腧穴分类法广为流行的重要因素之一。

考察腧穴归经的历史不难发现，在宋以前只有《甲乙经》所传之“黄帝明堂”一家腧穴被不断地归经，其他诸家明堂文献所载之腧穴并没有被归入“经穴”之列。自宋代王惟一始，虽不断有别家腧穴被归经，但这一过程极其缓慢，自宋至今近一千年也只有 12 穴归经。这可能因为在诸家“明堂”中，只有“黄帝明堂”腧穴下记有“脉气所发”内容，这是后来各家进行腧穴归经的主要依据。

（二）对经文的理解与注解

《甲乙经》是最早对于《素问》、《灵枢》、《明堂》进行分类研究的成果。一部类书的学术价值，主要体现在编者对于原文献的理解以及分类系统的合理性。由于《甲乙经》编者所处时代与三部经典成书年代不远，其对于经文的理解和处理对于后人的启迪与借鉴之处颇多。编者的学术思想主要体现在对于经文剪辑、分类、注解以及篇题的概括诸方面。

例如《内经》以及汉以前诸子书所载五脏配五窍有不同的记载，这种不同学说出现在不同的篇中并不要紧，而像《甲乙经》这样的类书，相同问题的不同学说皆类集于同一篇，如不作说明，读者就难以理解。对于舌与五脏的关系，皇甫谧作了如下解释：

夫心者火也，肾者水也，水火既济。心气通于舌，舌非窍者，其通于窍者，寄在于耳。

然则肾气上通于耳，下通于阴也（《针灸甲乙经》卷一第四）。

以往《甲乙经》中的这类文字被当作所谓后人所添加的"大字注文"，经考证实为《甲乙经》编者的原始注文。这类注文在《甲乙经》虽不多，但表现了编者的鲜明学术观点，是研究皇甫谧学术思想的重要素材。

又如对于《素问》所载之三阴三阳厥内容，后世医家多理解为厥病。可是，皇甫谧编《甲乙经》时，将此段原文编入脉诊篇，说明编者将经文的"脉厥"理解脉诊的论述。那么，这种理解是否符合经文原意呢？《太素·经脉厥》载第二种十二脉厥原文均明确指明具体"脉"字，例如"足厥阴脉厥，挛腰虚满，前闭……"《诸病源候论》则讲得更加明确，该书卷十六曰：

诊其脉，太阳（阴）脉厥逆，骭急挛，心痛引于腹。

太阴厥逆，骭急挛，心痛引腹，治主病者（《素问·厥论》）。

《诸病源候论》将《素问》"太阴厥逆"直接写作"诊其脉，太阴脉厥逆"，明明白白地告诉我们，《素问》的三阴三阳之厥是脉候。由此可见，皇甫谧的理解更符合经文本意。

此外，《甲乙经》某些篇名对于理解经文也很有帮助。例如：

手阳明少阳厥逆发喉痹嗌肿（《素问·厥论》）。

手足阳明少阳脉动发喉痹咽痛（《甲乙经》卷十二第八篇名）。

这里，直接将经文的“厥逆”翻译成“脉动”，与其对《素问》脉厥的理解前后一贯。此外，《素问·阳明脉解》注解足阳明脉“是动”病时也曰：“阳明厥则喘而惋，惋则恶人。”而且，《素问·厥论》所载六脉厥病症多见于“是动”病。这些足以说明“脉动”、“脉厥”所言均为脉诊病候。

再如，对于《灵枢·经脉》经文的“是动则病”，历代医家的理解分歧很大，皆未得其旨。而皇甫谧对此问题的理解也鲜明地反映在篇名中：

足太阳阳明手少阳脉动发目病（卷十二第四篇名）

手太阳少阳脉动发耳病（卷十二第五篇名）

手足阳明脉动发口齿病（卷十二第六篇名）

以上篇名中都明确指出了“脉动”二字。而王冰也直接将《灵枢·经脉》经脉病候中“是动”翻译成“脉动”二字。例如其注《素问·诊要经终》曰：“《灵枢经》曰：足太阴之脉动，则病食则呕，腹胀善噫也。”至此“是动则病”的原意昭然若揭：是者，此也；动者，变动也，即异常搏动；“病”字用作动词，意即患病。

（三）构建了针灸辨症施治框架

《素问》、《灵枢》虽然对于针灸治疗原则有总体论述，但多不系统，特别是缺乏具体的辨症选穴治疗。《黄帝明堂经》虽然载有 349 穴的主治病症，但缺乏对于相关病症的病因、病机、治疗原则的总体论述，不便于临床应用。而皇甫谧合三部为一书，以病症为纲重新编排，使各病之下有论、有法、有方，特别是三者呼应，示人以规矩，十分便于临床应用。例如卷九“肾小肠受病发腹胀腰痛引背少腹控睾第八”，在类辑《灵枢》、《素问》5篇有关腰痛的不同脏腑、经脉所致腰痛的症状特点、病因病机以及治疗原则之后，具体辑录了《明堂》治疗腰痛的腧穴条文。难能可贵的是，皇甫谧在从《明堂》辑录相关主治条文时，保留了具有辨症特征的典型症状，与前引之《灵枢》、《素问》之总论形成有机的整体，展示出较为清晰的符合针灸临床特征的辨症施治框架。同样是腰痛，根据其表现出的不同的经脉病候特点和病位特点选取不同经脉或不同部位的腧穴，从而将《内经》中的治疗原则大法落到了实处：

腰痛上寒，实则脊急强，长强主之。

……

肾腰痛不可俯仰，阴陵泉主之。

腰痛少腹满，小便不利如癃状，羸瘦，意恐惧，气不足，腹中悒悒，太冲主之。

腰痛，少腹痛，阴包主之。

腰痛大便难，涌泉主之。(《千金》云腰脊相引如解。)

实则闭癃，凄凄腰脊痛，宛转，目循循然，嗜卧，口中热，虚则腰痛，寒厥，烦心闷，大钟主之。

腰痛引脊内廉，复溜主之，春无见血，若太多，虚不可复。(是前足少阴痛也。)

腰痛不能举足，少坐若下车踬地，胫中矫矫然，申脉主之。

腰痛如小锤居其中，怫然肿痛，不可以咳，咳则筋缩急，诸节痛，上下无常，寒热，阳辅主之。

腰痛不可举足，跟中踝后痛，脚痿，仆参主之。

腰痛夹脊至头几几然，目𥆨𥆨，委中主之。(是前刺足太阳郄中出血者。)

腰痛得俯不得仰，仰则恐仆，得之举重，恶血归之，殷门主之。（是前衡络之脉腰痛者。）

腰脊痛尻臀股阴寒大痛，虚则血动，实则并热痛，痔痛，尻脏中肿，大便直出，扶承主之。

再如卷七"太阳中风感于寒湿发痉第四"，在辑录《灵枢》、《金匮要略》有关痉病的论述之后，类集《明堂》有关主治痉病的条文：

痉，取囟会、百会及天柱、膈俞、上关、光明主之。

痉，目不眴，刺脑户。

痉，脊强反折，瘛疭，癫疾，头重，五处主之。

痉互引，善惊，天冲主之。

痉反折，心痛，形气短，尻脏涩，小便黄闭，长强主之。

脊强互引反折，汗不出，腰俞主之。

痉，脊强互引，恶风时振栗，喉痹，大气满喘，胸中郁郁，身热，目䀮䀮，项强，寒热，僵仆，不能久立，烦满里急，身不安席，大杼主之。

痉，筋痛急互引，肝俞主之。

热痉，脾俞及肾俞主之。

热痉互引，汗不出，反折，尻臀内痛似瘅疟状，膀胱俞主之。

痉，反折互引，腹胀腋挛，背中怏怏引胁痛，内引心，中膂俞主之。又刺阳明。从项而数背椎，夹脊膂而痛，按之应手者，刺之尺泽，三痏立已。

……

这些条文中有关痉病的典型症状与所引《灵枢》、《金匮要略》之文相合，而且同样是痉病，根据其表现出不同部位或经脉的发病特点选取不同的穴，从而给临床辨症取穴做出了示范。这是《甲乙经》指导临床的突出体现。

三、如何学习应用《针灸甲乙经》

（一）注重文本校勘

《甲乙经》是所有中医经典中传世版本问题最多的，因此学习该书一定选择权威可靠的校勘本。经考察，唐代《外台秘要·明堂》辑录自《甲乙经》“明堂”条文，而《外台秘要》现存有宋版，错误较少，因此对于《甲乙经》这部分内容，应注意参照《外台秘要》相关条文。

（二）掌握编排体例

《甲乙经》在编排上有一些特殊的体例，如果不了解这些体例，则无法正确理解与利用该书。《甲乙经》卷首自序后载有“序例”一篇，全文如下：

诸问，黄帝及雷公皆曰“问”；其对也，黄帝曰答，岐伯之徒皆曰“对”。上章问及对，已有名字者，则下章但言“问”、言“对”，亦不更说名字也；若人异则重复更名字，此则其例也。诸言“主之”者，可灸可刺；其言“刺之”者，不可灸；言“灸之”者，不可刺，亦其例也。

经考察，该“序例”系原书旧有，非林亿新增。宋以前医书所引《甲乙经》之文体例多与此“序例”相吻合；宋本《甲乙经》仍与“序例”基本相符，而传世本颇与此“序例”不同者，系后人，特别是宋以后人所删改。

根据“序例”，可容易地辨识出其他医书中所引《甲乙经》之文，例如《千金要方》一书中载录了大量《甲乙经》之文，既有原书编者孙思邈直接引录者，也有孙氏间接引自别书者，更有大量宋人校正时所增补者，这些引文大多未注明出处，若不借助“序例”，则不易识别。

此“序例”更重要的作用是可用来校勘现行本《甲乙经》中的错误。由于《甲乙经》一书宋代以后主要靠抄写流传，后人在传抄时因不明“序例”，多将卷七至卷十二所载禁刺、禁灸穴主治条文形式改成与一般腧穴主治条文完全相同的形式，例如“丝竹空”系禁灸穴，其主治条文形式当作“……刺丝竹空”，而“六经本”现存三条、“明抄本”所载四条“丝竹空”主治条文均被改成“……刺丝竹空主之”。这类错误均可据“序例”加以识别并予以改正，此不一一举例。

关于《甲乙经》一书的其他编集体例，原书序文中虽曾提及，但未作具体说明；还有一些重要的编集体例，“序例”及原序中均未言及，而这些原书中未加说明的体例对于阅读、研究《甲乙经》具有更为重要的价值，其中与一般读者关系最密切的是腧穴证治条文排列序例：

《甲乙经》卷七至卷十二所载腧穴主治条文均集自《明堂经》，而各篇的腧穴主治条文的排列并非杂乱无章，如果将卷七至卷十二任一篇（无《明堂》之文者除外）所有腧穴主治条文中的腧穴依次排列，其顺序恰好与卷三的腧穴排列次序相同；如果某一病症后所主之穴为两穴以上者，其腧穴排列先后也与卷三同。例如卷七第一中篇所有病症主治条文后所主之穴依次排列如下：

神庭　曲差　本神　上星　承光　通天　玉枕　临泣　承灵　脑空　率谷　哑门　天柱　风池　大椎　陶道　神道　命门　大杼　风门　膈俞　上髎　魄户　神堂　譩譆　膈俞　悬颅　魂门　颔厌　悬厘　阳白　攒竹　承浆　颅息　天牖　巨阙　上脘　阴都　少商　鱼际　太渊　列缺

以上42穴中只有“譩譆”之后的“膈俞”、“悬颅”两穴与卷三腧穴排列次序不符，而此“膈俞”穴与前文重，显然有误，《医学纲目》卷二十二引作“膈关”，与《外台》、《医心方》并同（此次整理已据此改为“膈关”）；而“悬颅主之”条，“明抄本”中作注文。因此本篇所有腧穴排列次序均与卷三完全相同。又如卷七第五云：“痎疟，取完骨及风池、大杼、心俞、上髎、譩譆、阴都、太渊、三间、合谷、阳池、少泽、前谷、后溪、腕骨、阳谷、侠溪、至阴、通谷、京骨皆主之。”此条病症后所有腧穴的排列次序也与卷三完全相同。

了解《甲乙经》这一规律，对于阅读与校勘《甲乙经》具有极为重要的意义：

其一，可以轻易解决《甲乙经》中同名穴辨识这一千古难题。《甲乙经》中有五对同名异穴，即：（头）临泣——（足）临泣；（腹）通谷——（足）通谷；（头）窍阴——（足）窍阴；（手）三里——（足）三里；（手）五里——（足）五里。这五对同名穴在卷7～12共出现39次，如果不了解《甲乙经》腧穴排列序例，则对这39条中同名穴难以辨识。事实上，从初唐之后的历代针灸书中对于《甲乙经》同名穴辨识均出现了不少失误。例如《甲乙经》卷七第五云："疟，日西发，临泣主之"，该条文之前后均是足部穴主之条文，可知此条中"临泣"显为足部穴，而非头部穴。而《千金要方》卷十却于此穴下注作"穴在目眦上入发际五分陷者"，将此穴误为头部穴。又如《甲乙经》卷十一第二云："癫疾呕沫，神庭及兑端、承浆主之；其不呕沫……尺泽、阳溪、外丘、当上脘旁五分通谷、金门、承筋、合阳主之。"如果了解上述《甲乙经》腧穴排列序例，一眼便可看出此条中"通谷"系足部太阳经穴，而古人不察，误辨为腹部穴，遂于该穴前注以"当上脘旁五分"六字。《医学纲目》引宋本此条时此六字也作大字，则此注系宋以前人所注，误在宋以前也。可见，不了解《甲乙经》腧穴排列规律，便无法读懂原书，也就不能对其进行科学的校注。

其二，也是最重要的作用是，用于《甲乙经》一书的校勘。由于年代久远，《甲乙经》卷七至卷十二有不少字形相近的穴名被抄混了（如"小海"误作"少海"，"天溪"误作"太溪"，"箕门"误作"期门"，"中注"误作"中渚"等），或因脱简使两条腧穴主治文字混作一条，对于这类错误，特别是那些已见于《外台》所引早期传本的错误，如果不了解上述腧穴排列序例，是很难、甚至是不可能被发现而予以改正的。但只要了解此规律，便能很容易地发现这类错误，再结合他书资料则可纠正这些错误。

其三，可以发现错简。由于宋本并宋以前旧本《甲乙经》均不存，传世本《甲乙经》版本较差，且只有一种异本可供参照，对卷七至卷十二腧穴主治条文中大量错简现象，若不了解上述腧穴排列序例，则很难发现。

黄龙祥

2006年4月

整理说明

《针灸甲乙经》，全名《黄帝三部针灸甲乙经》，简称《甲乙经》，十二卷，由《素问》、《灵枢》、《明堂》三部古医经类集而成。系皇甫谧编集，成书于魏甘露（公元256～259）年间。对后世针灸学产生了较大的影响，是针灸临床工作者的必读之书。

《针灸甲乙经》现存最早刊本为明万历吴勉学校刊《医学六经》本。此本于万历二十九年（1601）收入吴勉学校刊《医统正脉》丛书中，现存此书多系清代书坊重修本，断版缺字较多，并可见较多的补版。又有明代蓝格抄本，与“六经本”非出自同一底本，可校补前者脱误之处颇多，但此本非精抄本，前后体例不一，错乱、残缺之处也不少。《四库全书》本与余云岫所引之所谓“嘉靖本”相吻合，也有一定参考价值。故此次整理《针灸甲乙经》以“六经本”为底本，以“明抄本”为对校本，以“四库本”作参校本。同时在系统考察《甲乙经》的文献来源的基础上，严格采用其引录的文献作他校，另外也尽可能选用直接引录《甲乙经》原文的宋以前医书，以及未经宋人校改的《太素》、《千金要方》、《太平圣惠方》等作他校资料。具体校勘整理体例如下：

1. 原书的繁体字均改为标准简化字；
2. 凡属异体字、繁简字、俗写字，均以标准简化字律齐；
3. 对古今字，凡能明确其含义者，均以今字律齐，如内与纳、已与以、鬲与膈或隔、甲与胛、王与旺、止与只、支与肢等；

4. 对腧、输、俞三字用法按今义书写；

5. 对一些不能明确其义者，则保持原文字，如藏与脏、府与腑等；

6. 原书中表示穴位“液门”和部位的“腋”字均作“掖”，今据意改正；

7. 原书中的左、右，因今为横排本，故相应地改为上、下；

8. 明显由于抄写、或刊刻中出现的错误直接改正，约数百余处；

9. 原书中一些错简、脱漏等错误，经认真核对、考察，予以正误补缺；

10. 对原书总目、卷分目与正文篇目不一致处，均综合考察以统一之；

11. 对底本中的注文均小一号字排版，以与正文相区别；

12. 有些原作大字的、能确认为注文者均改为小字；

13. 原书中各条文字均另起行，对见于《内经》的文字主要参照原文出处分段，即凡引自《内经》同一篇者作为完整一节，每一节又视文字多少分若干自然段，每节前均标以［一］、［二］……序数。腧穴主治条文，仍依原书之例，每一条为一自然段；

14. 底本中有些文字与书前“序例”有出入者，则据“序例”改，以还《甲乙经》原书旧貌。

15. 底本中有些注文中的书名为简称，均维持原样，不改，如《素》等。

本次整理对字词、文句未作注释，欲进一步学习研究者，可参阅相关注释类著作。

新校正《黄帝针灸甲乙经》序

臣闻通天地人曰儒，通天地不通人曰技。斯医者虽曰方技，其实儒者之事乎。班固序《艺文志》称，儒者助人君，顺阴阳，明教化。此亦通天地人之理也。又云："方技者，盖论病以及国，原诊以知政。"非能通三才之奥，安能及国之政哉？晋·皇甫谧博综典籍百家之言，沉静寡欲，有高尚之志。得风痹，因而学医，习览经方，遂臻至妙。取黄帝《素问》、《针经》、《明堂》三部之书，撰为《针灸经》十二卷，历古儒者之不能及也。或曰：《素问》、《针经》、《明堂》三部之书非黄帝书，似出于战国。曰：人生天地之间，八尺之躯，脏之坚脆，腑之大小，谷之多少，脉之长短，血之清浊，十二经之血气大数，皮肤包络其外，可剖而视之乎？非大圣上智，孰能知之？战国之人何与焉。大哉，《黄帝内经》十八卷，《针经》三卷最出远古，皇甫士安能撰而集之。惜简编脱落者已多，是使文字错乱，义理颠倒，世失其传，学之者鲜矣。唐·甄权但修《明堂图》，孙思邈从而和之，其余篇第亦不能尽言之。

国家诏儒臣校正医书，令取《素问》、《九墟》、《灵枢》、《太素经》、《千金方》及《翼》、《外台秘要》诸家善书校对，玉成缮写，将备亲览。恭惟主上圣哲文明，光辉上下，孝慈仁德，蒙被众庶，大颁岐黄，远及方外，使皇化兆于无穷，和气浃而充塞。此亦助人灵，顺阴阳，明教化之一端云。

国子博士臣高保衡
尚书屯田郎中臣孙奇
光禄卿直秘阁臣林亿等上

《黄帝三部针灸甲乙经》序

夫医道所兴，其来久矣。上古神农始尝草木而知百药。黄帝咨访岐伯、伯高、少俞之徒，内考五脏六腑，外综经络血气色候，参之天地，验之人物，本性命，穷神极变，而针道生焉。其论至妙，雷公受业传之于后。伊尹以亚圣之才，撰用《神农本草》，以为《汤液》。中古名医，有俞跗、医缓、扁鹊；秦有医和，汉有仓公，其论皆经理识本，非徒诊病而已。汉有华佗、张仲景。其佗奇方异治，施世者多，亦不能尽记其本末。若知直祭酒刘季琰病发于畏恶，治之而瘥，云："后九年季琰病应发，发当有感，仍本于畏恶，病动必死"，终如其言。仲景见侍中王仲宣时年二十余，谓曰："君有病，四十当眉落，眉落半年而死，令服五石汤可免。"仲宣嫌其言忤，受汤勿服。居三日见仲宣谓曰："服汤否?"仲宣曰："已服。"仲景曰："色候固非服汤之诊，君何轻命也。"仲宣犹不信，后二十年果眉落，后一百八十七日而死，终如其言。此二事虽扁鹊、仓公无以加也。华佗性恶矜技，终以戮死。仲景论广伊尹《汤液》为十数卷，用之多验。近代太医令王叔和撰次仲景遗论甚精，皆事施用。按《七略》艺文志，《黄帝内经》十八卷，今有《针经》九卷，《素问》九卷，二九十八卷，即《内经》也，亦有所忘失。其论遐远，然称述多而切事少，有不编次，比按《仓公传》，其学皆出于《素问》，论病精微；《九卷》是原本经脉，其义深奥，不易觉也；又有《明堂》，孔穴、针灸治要，皆黄帝岐伯选事也。三部同归，文多重复，错互非一。

甘露中，吾病风加苦聋百日，方治要皆浅近，乃撰集三部，使事类相从，删其浮辞，除其重复，论其精要，至为十二卷。《易》曰“观其所聚，而天地之情事见矣”，况物理乎。事类相从，聚之义也。夫受先人之体，有八尺之躯，而不知医事，此所谓游魂耳。若不精通于医道，虽有忠孝之心，仁慈之性，君父危困，赤子涂地，无以济之，此固圣贤所以精思极论尽其理也。由此言之，焉可忽乎？其本论，其文有理，虽不切于近事，不甚删也。若必精要，后其闲暇，当撰核以为教经云尔。

晋·玄晏先生皇甫谧

序例

诸问，黄帝及雷公皆曰“问”；其对也，黄帝曰“答”，岐伯之徒皆曰“对”。上章问及对已有名字者，则下章但言“问”、言“对”，亦不更说名字也；若人异则重复更名字，此则其例也。诸言“主之”者，可灸可刺；其言“刺之”者，不可灸；言“灸之”者，不可刺，亦其例也。

晋·玄晏先生皇甫谧士安集

朝散大夫守光禄直秘阁判登闻
检院上护军臣林亿

朝奉郎守尚书屯田郎中同校正医书
上骑都尉赐绯鱼袋臣孙奇

朝奉郎守国子博士同校正医书上骑
都尉赐绯鱼袋臣高保衡

明·新安吴勉学校

目录

针灸甲乙经
卷之一

精神五脏第一

〔一〕黄帝问曰：凡刺之法，必先本于神。血、脉、营、气、精神，此五脏之所藏也。何谓德、气、生、精、神、魂、魄、心、意、志、思、智、虑？请问其故。岐伯对曰：天之在我者德也，地之在我者气也，德流气薄而生也。故生之来谓之精，两精相搏谓之神，随神往来谓之魂，并精出入谓之魄，所以任物谓之心，心有所忆谓之意，意有所存谓之志，因志存变谓之思，因思远慕谓之虑，因虑处物谓之智。故智者之养生也，必顺四时而适寒暑，和喜怒而安居处，节阴阳而调刚柔。如是则邪僻不生，长生久视。是故怵惕思虑者则神伤，神伤则恐惧流淫而不止。因悲哀动中者，则竭绝而失生；喜乐者，神惮散而不藏；愁忧者，气闭塞而不行；盛怒者，迷惑而不治；恐惧者，荡惮而不收《太素》不收作失守。

《素问》曰：怒则气逆，甚则呕血及食而气逆，故气上。喜则气和志达，营卫通利，故气缓。悲则心系急，肺布叶举，两焦不通，营卫不散，热气在中，故气消。恐则神却，却则上焦闭，闭则气还，还则下焦胀，故气不行。寒则腠理闭，营卫不行，故气收。热则腠理开，营卫通，汗大泄。惊则心无所倚，神无所归，虑无所定，故气乱。劳则喘且汗出，内外皆越，故气耗。思则心有所伤，神有所止，气留而不行，故气结。以上言九气，其义小异大同。

〔二〕肝藏血，血舍魂，在气为语，在液为泪。肝气虚则恐，实则怒。《素问》曰：人卧血归于肝，肝受血而能视，足受血而能步，掌受血而能握，指受血而能摄。心藏脉，脉舍神，在气为吞，在液为汗。心气虚则悲忧，实则笑不休。脾藏营，营舍意，在气为噫，在液为涎。脾气虚则四肢不用，五脏不安；实则腹胀，泾溲不利。噫，音作嗳。肺藏气，气舍魄，在气为咳，在液为涕。肺气虚则鼻息不利，少气；实则喘喝，胸凭《九墟》作盈仰息。肾藏精，精舍气，在气为欠，在液为唾。肾气虚则厥，实则胀，五脏不安。必审察五脏之病形，以知其气之虚实而谨调之。

〔三〕肝气悲哀动中则伤魂，魂伤则狂妄，其精不守一本作不精，不精则不正当，令人阴缩而筋挛，两胁肋骨不举。毛悴色夭，死于秋。《素问》曰：肝在声为呼，在变动为握，在志为怒，怒伤肝。《九卷》及《素问》又曰：精气并于肝则忧。解曰：肝虚则恐，实则怒，怒而不已则生忧矣。肝之与肾，脾之与肺，互相成矣。脾者土也，四脏皆受成焉。故恐发于肝而成于肾，忧发于脾而成于肝，肝合胆，胆者中精之腑也。肾藏精，故恐同其怒，怒同其恐，一过其节则二脏俱伤。《经》言若错，其归一也。

心，怵惕思虑则伤神，神伤则恐惧自失，破䐃音窘脱肉。毛悴色夭，死于冬。《素问》曰：心在声为笑，在变动为忧，在志为喜，喜伤心。《九卷》及《素问》又曰：精气并于心则喜。或言心与肺脾二经有错，何谓也？解曰：心虚则悲，悲则忧；心实则笑，笑则喜。心之与肺，脾之与心，亦互相成也。故喜发于心而成于肺，思发于脾而成于心，一过其节，则二脏俱伤。此经互言其义耳，非有错也。又杨上善云：心之忧在心变动，肺之忧在肺之志，是则肺主于秋，忧为正也，心主于忧，变而生忧也。

脾，愁忧不解则伤意，意伤则闷乱，四肢不举。毛悴色夭，死于春。《素问》曰：脾在声为歌，在变动为哕，在志为思，思伤脾。《九卷》及《素问》又曰：精气并于脾则饥一作畏。

肺，喜乐乐极则伤魄，魄伤则狂，狂者意不存，其人皮革焦。毛悴色夭，死于夏。《素问》曰：肺在声为哭，在变动为咳，在志为忧，忧伤肺。《九卷》及《素问》又曰：精气并于肺则悲。

肾，盛怒未止则伤志，志伤则喜忘其前言，腰脊不可俯仰。毛悴色夭，死于季夏。《素问》曰：肾在声为呻，在变动为栗，在志为怒，怒伤肾。《九卷》及《素问》又曰：精气并于肾则恐。故恐惧而不改一作解则伤精，精伤则骨酸痿厥，精时自下。是故五脏主藏精者也，不可伤，伤则失守阴虚，阴虚则无气，无气则死矣。

是故用针者，观察病人之态，以知精神魂魄之存亡得失之意，五者已伤，针不可以治也。

五脏变腧第二

〔一〕黄帝问曰：五脏五腧，愿闻其数。岐伯对曰：人有五脏，脏有五变，变有五腧，故五五二十五腧，以应五时。肝为牡脏，其色青，其时春，其日甲乙，其音角，其味酸。《素问》曰：肝，在味为辛。于经义为未通。心为牡脏，其色赤，其时夏，其日丙丁，其音徵，其味苦。《素问》曰：心，在味为咸。于经义为未通。脾为牡脏，其色黄，其时长夏，其日戊己，其音宫，其味甘。肺为牝脏，其色白，其时秋，其日庚辛，其音商，其味辛。《素问》曰：肺，在味为苦。于经义为未通。肾为牝脏，其色黑，其时冬，其日壬癸，其音羽，其味咸。是为五变。

脏主冬，冬刺井；色主春，春刺荥；时主夏，夏刺输；音主长夏，长夏刺经；味主秋，秋刺合。是谓五变，以主五输。问曰：诸原安合，以致五输？对曰：原独不应五时，以经合之，以应其数，故六六三十六输。问曰：何谓脏主冬，时主夏，音主长夏，味主秋，色主春？对曰：病在脏者取之井，病变于色者取之荥，病时间时甚者取之输，病变于音者取之经，经一作络满而血者病在胃一作胸，及以饮食不节得病者取之合，故命曰味主合，是谓五变也。

〔二〕人逆春气，则少阳不生，肝气内变；逆夏气，则太阳不长，心气内洞；逆秋气，则太阴不收，肺气焦满；逆冬气，则少阴不藏，肾气浊沉。夫四时阴阳者，万物之根本也，所以圣人春夏养阳，秋冬养阴，以从其根，逆其根则伐其本矣。故阴阳者，万物之终始也。顺之则生，逆之则死，反顺为逆，是谓内格。是故圣人不治已病治未病。论五脏相传所胜也。假使心病传肺，肺未病，逆治之耳。

五脏六腑阴阳表里第三

〔一〕肺合大肠，大肠者，传道之腑；心合小肠，小肠者，受盛之腑；肝合胆，胆者，中精之腑；脾合胃，胃者，五谷之腑；肾合膀胱，膀胱者，津液之腑。少阴属肾，上连肺，故将两脏。三焦者，中渎之腑，水道出焉，属膀胱，是孤之腑。此六腑之所合也。

〔二〕《素问》曰：夫脑、髓、骨、脉、胆、女子胞，此六者，地气之所生也，皆藏于阴象于地，故藏而不泻，名曰奇恒之府。胃、大肠、小肠、三焦、膀胱，此五者，天气之所生也，其气象天，故泻而不藏，此受五脏浊气，名曰传化之腑。此不能久留，输泻者也。魄门亦为五脏使，水谷不得久藏。五脏者，藏精神而不泻，故满而不能实。六腑者，传化物而不藏，故实而不能满。水谷入口，则胃实而肠虚，食下则肠实而胃虚，故实而不满，满而不实也。

气口何以独为五脏主？胃者，水谷之海，六腑之大源也。称六腑虽少错，于理相发为佳。

肝胆为合，故足厥阴与少阳为表里；脾胃为合，故足太阴与阳明为表里；肾膀胱为合，故足少阴与太阳为表里；心与小肠为合，故手少阴与太阳为表里；肺大肠为合，故手太阴与阳明为表里。

〔三〕五脏者，肺为之盖，巨肩陷咽喉见于外。心为之主，缺盆为之道，骺音滑骨有余，以候内髃骭音曷于。肝为之主将，使之候外，欲知坚固，视目大小。脾主为胃《九虚》、《太素》作卫，使之迎粮，视唇舌好恶，以知吉凶。肾者主为外，使之远听，视耳好恶，以知其性。六腑者，胃为之海，广骸《太素》作胢大颈，张胸，五谷乃容。鼻隧以长，以候大肠；唇厚人中长，以候小肠；目下裹大，其胆乃横；鼻孔在外，膀胱漏泄；鼻柱中央起，三焦乃约。此所以候六腑也。上下三等，脏安且良矣。

五脏五官第四

〔一〕鼻者，肺之官；目者，肝之官；口唇者，脾之官；舌者，心之官；耳者，肾之官。凡五官者，以候五脏。肺病者，喘息鼻张；肝病者，目眦青；脾病者，唇黄；心病者，舌卷颧赤；肾病者，颧与颜黑。

〔二〕故肺气通于鼻，鼻和则能知香臭矣；心气通于舌，舌和则能知五味矣。《素问》曰：心在窍为耳一云舌。夫心者，火也，肾者，水也，水火既济。心气通于舌，舌非窍也，其通于窍者，寄在于耳王冰云：手少阴之络会于耳中。故肝气通于目，目和则能视五色矣，《素问》曰：诸脉者，皆属于目。又《九卷》曰：心藏脉，脉舍神。神明通体，故云属目。脾气通于口，口和则能别五谷味矣。肾气通于耳，耳和则能闻五音矣。《素问》曰：肾在窍为耳。然则肾气上通于耳，下通于阴也。

五脏不和，则九窍不通；六腑不和，则留结为痈。故邪在腑则阳脉不和，阳脉不和则气留之，气留之则阳气盛矣。邪在脏则阴脉不和，阴脉不和则血留之，血留之则阴气盛矣。阴气太盛，则阳气不得相营也，故曰格。阴阳俱盛，不得自相营也，故曰关格。关格者，不得尽一作尽期而死矣。

五脏大小六腑应候第五

黄帝问曰：人俱受气于天，其中独尽天寿者，不免于病者，何也？岐伯对曰：五脏者，固有大小、高下、坚脆、端正、偏倾者；六腑亦有大小、长短、厚薄、结直、缓急者。凡此二十五变者，各各不同，或善或恶，或吉或凶也。

心小则安，邪弗能伤《太素》云：外邪不能伤，易伤于忧；心大则忧弗能伤，易伤于邪《太素》亦作外邪；心高则满于肺中，闷而善忘，难开以言；心下则脏外，易伤于寒，易恐以言；心坚则脏安守固；心脆则善病消瘅热中；心端正则和利难伤；心偏倾则操持不一，无守司也。杨上善云：心脏言神有八变，后四脏但言脏变不言神变者，以神为魂魄意之主，言其神变则四脏可知，故略而不言也。

肺小则少饮，不病喘一作喘喝；肺大则多饮，善病胸痹逆气；肺高则上气喘息咳逆；肺下则逼贲迫肝，善胁下痛；肺坚则不病咳逆上气；肺脆则善病消瘅易伤也一云易伤于热，喘息鼻衄；肺端正则和利难伤；肺偏倾则病胸胁偏痛。

肝小则安，无胁下之病；肝大则逼胃迫咽，迫咽则善一作苦膈中，且胁下痛；肝高则上支贲加胁下急，为息贲；肝下则逼胃，胁下空，空则易受邪；肝坚则脏安难伤；肝脆则善病消瘅易伤；肝端正则和利难伤；肝偏倾则胁下偏痛。

脾小则安，难伤于邪；脾大则善腠胗音停而痛，不能疾行；脾高则胗引季胁而痛；脾下则下加于大肠，下加于大肠则脏外易受邪；脾坚则脏安难伤；脾脆则善病消瘅易伤；脾端正则和利难伤；脾偏倾则瘛疭善胀。

肾小则安难伤；肾大则一本云耳聋或鸣，汗出善病腰痛，不可以俯仰，易伤于邪；肾高则善病背膂痛，不可以俯仰一本云背急缀，耳脓血出，或生肉塞；肾下则腰尻痛，不可俯仰，为狐疝；肾坚则不病腰痛；肾脆则善消瘅易伤；肾端正则和利难伤；肾偏倾则善腰尻痛。凡此二十五变者，人之所以善常病也。

问曰：何以知其然？对曰：赤色小理者心小；粗理者心大。无髑骬者心高；髑骬小短举者心下。髑骬长者心坚；髑骬弱小以薄者心脆；髑骬直下不举者心端正；髑骬倚一作面一方者心偏倾。

白色小理者肺小；粗理者肺大。巨肩反一作大膺陷喉者肺高；合腋张胁者肺下。好肩背厚者肺坚；肩背薄者肺脆。背膺厚者肺端正；膺偏竦一作欹者肺偏倾。

青色小理者肝小；粗理者肝大。广胸反骹者肝高；合胁脆骹者肝下。胸胁好者肝坚；胁骨弱者肝脆。膺胁腹好相得者肝端正；胁骨偏举者肝偏倾。

黄色小理者脾小；粗理者脾大；揭唇者脾高；唇下纵者脾下。唇坚者脾坚；唇大而不坚者脾脆。唇上下好者脾端正；唇偏举者脾偏倾。

黑色小理者肾小；粗理者肾大。耳高者肾高；耳后陷者肾下。耳坚者肾坚；耳薄不坚者肾脆。耳好前居牙车者肾端正；耳偏高者肾偏倾。凡此诸变者，持则安，减则病也。

问曰：愿闻人之有不可病者，至尽天寿，虽有深忧大恐怵惕之志，犹弗能感也，大寒甚热弗能伤也；其有不离屏蔽室内，又无怵惕之恐，然不免于病者何也？对曰：五脏六腑，邪之舍也。五脏皆小者，少病，善焦心，大愁忧；五脏皆大者，缓于事，难使以忧。五脏皆高者，好高举措；五脏皆下者，好出人下。五脏皆坚者，无病；五脏皆脆者，不离于病。五脏皆端正者，和利得人心；五脏皆偏倾者，邪心善盗，不可为人卒，反复言语也。

问曰：愿闻六腑之应。对曰：肺合大肠，大肠者，皮其应也。《素问》曰：肺之合皮也，其荣毛也，其主心也。下章言肾之应毫毛，于义为错。心合小肠，小肠者，脉其应也。《素问》曰：心之合脉也，其荣色也，其主肾也。其义相顺。肝合胆，胆者，筋其应也。《素问》曰：肝之合筋也，其荣爪也，其主肺也。其义相顺。脾合胃，胃者，肉其应也。《素问》曰：脾之合肉也，其荣唇也，其主肝也。其义相顺。肾合三焦、膀胱，三焦、膀胱者，腠理毫毛其应也。《九卷》又曰：肾合骨。《素问》曰：肾之合骨也，其荣发也，其主脾也。其义相同。

问曰：应之奈何？对曰：肺应皮。皮厚者大肠厚；皮薄者大肠薄。皮缓腹裹。大者，大肠缓而长；皮急者，大肠急而短。皮滑者大肠直；皮肉不相离者大肠结。心应脉，皮厚者脉厚，脉厚者小肠厚；皮薄者脉薄，脉薄者小肠薄。皮缓者脉缓，脉缓者小肠大而长；皮薄而脉冲小者，小肠小而短。诸阳经脉皆多纡屈者，小肠结。脾应肉，肉䐃坚大者胃厚；肉䐃麽者胃薄。肉䐃小而麽者胃不坚；肉䐃不称其身者胃下，胃下者小脘约不利《太素》作下脘未约。肉䐃不坚者胃缓；肉䐃无小裹累标紧一本作无小裹累者胃急；肉䐃多小裹累者胃结，胃结者上脘约不利。

肝应筋。爪厚色黄者胆厚；爪薄色红者胆薄。爪坚色青者胆急；爪濡色赤者胆缓。爪直色白无约者胆直；

爪恶色黑多纹者胆结。

肾应骨。密理厚皮者，三焦、膀胱厚；粗理薄皮者，三焦、膀胱薄。腠理疏者，三焦、膀胱缓；皮急而无毫毛者，三焦、膀胱急。毫毛美而粗者，三焦、膀胱直；稀毫毛者，三焦、膀胱结。

问曰：薄厚美恶，皆有其形，愿闻其所病。对曰：各视其外应，以知其内脏，则知所病矣。

十二原第六

五脏有六腑，六腑有十二原，十二原者出于四关，四关主治五脏，五脏有疾，当取之十二原。十二原者，五脏之所以禀三百六十五骨之气味者也。五脏有疾，出于十二原，而原各有所出，明知其原，睹其应，知五脏之害矣。阳中之少阴，肺也，其原出于太渊二。阳中之太阳，心也，其源出于大陵二。阴中之少阳，肝也，其原出于太冲二。阴中之太阴，肾也，其原出于太溪二。阴中之至阴，脾也，其原出于太白二。膏之原出于鸠尾一。肓之原出于脖满没切胦乌朗切一。凡十二原主治五脏六腑之有病者也。胀取三阳，飧泄取三阴一云滞取三阴。

今夫五脏之有病，譬犹刺也，犹污也，犹结也，犹闭也。刺虽久犹可拔也，污虽久犹可雪也，结虽久犹可解也，闭虽久犹可决也。或言久疾之不可取者，非其说也。夫善用针者，取其疾也，犹拔刺也，犹雪污也，犹解结也，犹决闭也，疾虽久犹可毕也。言不可治者，未得其术也。

十二经水第七

黄帝问曰：经脉十二者，外合于十二经水，而内属于五脏六腑。夫十二经水者，受水而行之；五脏者，合神气魂魄而藏之；六腑者，受谷而行之，受气而扬之；经脉者，受血而营之。合而以治奈何？刺之深浅，灸之壮数，可得闻乎？岐伯对曰：脏之坚脆，腑之大小，谷之多少，脉之长短，血之清浊，气之多少，十二经中多血少气，与其少血多气，与其皆多血气，与其皆少血气，皆有定数。其治以针灸，各调其经气，固其常有合也。此人之参天地而应阴阳，不可不审察之也。

足阳明外合于海水，内属于胃。足太阳外合于清水，内属于膀胱，而通水道焉。足少阳外合于渭水，内属于胆。足太阴外合于湖水，内属于脾。足厥阴外合于沔水，内属于肝。足少阴外合于汝水，内属于肾。手阳明外合于江水，内属于大肠。

手太阳外合于淮水，内属于小肠，而水道出焉。手少阳外合于漯水，内属于三焦。手太阴外合于河水，内属于肺。手心主外合于漳水，内属于心包。手少阴外合于济水，内属于心。

凡此五脏六腑十二经水者，皆外有源泉而内有所禀，此皆内外相贯，如环无端，人经亦然。故天为阳，地为阴，腰以上为天，下为地。故海以北者为阴，湖以北者为阴中之阴，漳以南为阳，河以北至漳者为阳中之阴，漯以南至江者为阳中之阳，此一州之阴阳也。此人所以与天地相参也。

问曰：夫经水之应经脉也，其远近之浅深，水血之多少各不同，合而刺之奈何？对曰：足阳明，五脏六腑之海也，其脉大而血多，气盛热壮，刺此者不深弗散，不留不泻。

足阳明多血气，刺深六分，留十呼。足太阳多血气，刺深五分，留七呼。足少阳少血气，刺深四分，留五呼。足太阴多血少气，刺深三分，留四呼。足少阴少血多气，刺深二分，留三呼。足厥阴多血少气，刺深一分，留二呼。

手之阴阳，其受气之道近，其气之来也疾，其刺深皆无过二分，留皆无过一呼。其少长小大肥瘦，以心料之，命曰法天之常。灸之亦然，灸而过此者得恶火，则骨枯脉涩；刺而过此者，则脱气。

问曰：夫经脉之大小，血之多少，肤之厚薄，肉之坚脆，及腘之大小，可以为度量乎？对曰：其可为度量者，取其中度者也，不甚脱肉而血气不衰者也。若失度人之痟音消，瘦病瘦而形肉脱者，乌可以度量刺乎！审切循扪按，视其寒温盛衰而调之，是谓因适而为之真也。

四海第八

人有四海。十二经水者，皆注于海。有髓海，有血海，有气海，有水谷之海。胃者，为水谷之海，其腧上在气街，下至三里。冲脉者，为十二经之海，其腧上在大杼，下出巨虚上下廉。膻中者，为气之海，其腧上在柱骨之上下，前在人迎。脑者，为髓之海，其腧上在其盖，下在风府。凡此四海者，得顺者生，得逆者败，知调者利，不知调者害。

问曰：四海之逆顺奈何？对曰：气海有余，则气满胸中悗，急息面赤；不足则气少不足以言。血海有余，则常想其身大，怫郁也然不知其所病；不足则常想其身小，狭然不知其所病。水谷之海有余，则腹胀满；不足则饥，不受谷食。髓海有余，则轻劲多力，自过其度；不足则脑转耳鸣，胫胻酸，眩冒目无所见，懈怠安卧。

问曰：调之奈何？对曰：审守其腧，而调其虚实，无犯其害，顺者得复，逆者必败。

气息周身五十营四时日分漏刻第九

〔一〕黄帝问曰：五十营奈何？岐伯对曰：周天二

十八宿，宿三十六分，人气行一周千八分。人经络上下左右前后二十八脉，周身十六丈二尺，以应二十八宿，漏水下百刻，以分昼夜。故人一呼脉再动，气行三寸，一吸脉亦再动，气行三寸，呼吸定息，气行六寸。十息脉行六尺，日行二分。二百七十息，气行十六丈二尺，气行交通于中，一周于身，下水二刻，日行二十分有奇。五百四十息，气行再周于身，下水四刻，日行四十分有奇。二千七百息，气行十周于身，下水二十刻，日行五宿二百十分有奇。一万三千五百息，气行五十营于身，水下百刻，日行二十八宿，漏水皆尽，脉已终矣。王冰曰：此略而言之也，细言之，则常以一千周加一分又十分分之六，乃奇分尽也。所谓交通者，并行一数也。故五十营备得尽天地之寿矣，气凡行八百一十丈也。

〔二〕问曰：卫气之行，出入之会何如？对曰：岁有十二月，日有十二辰，子午为经，卯酉为纬。天一面七宿，周天四七二十八宿，房昴为纬，张虚为经。是故房至毕为阳，昴至心为阴，阳主昼，阴主夜。故卫气之行，一日一夜五十周于身，昼日行于阳二十五周，夜行于阴亦二十五周，周于五脏一本作岁。是故平旦阴气尽，阳气出于目，目张则气行于头，循于项，下足太阳，循背下至小指端。其散者，分于目别一云别于目锐眦，下手太阳，下至手小指外侧。其散者，别于目锐眦，下足少阳，注小指次指之间，以上循手少阳之分侧，下至小指之间。别者以上至耳前，合于颔脉，注足阳明，下行至跗上，入足五指之间。其散者，从耳下手阳明，入大指之间，入掌中。其至于足也，入足心，出内踝下行阴分，复合于目，故为一周。

是故日行一舍，人气行于身一周与十分身之八；日行二舍，人气行于身三周与十分身之六；日行三舍，人气行于身五周与十分身之四；日行四舍，人气行于身七周与十分身之二；日行五周，人气行于身九周；日行六舍，人气行于身十周与十分身之八；日行七舍，人气行于身十二周在身与十分身之六；日行十四舍，人气二十五周于身有奇分与十分身之四，阳尽于阴，阴受气矣。其始入于阴，常从足少阴注于肾，肾注于心，心注于肺，肺注于肝，肝注于脾，脾复注于肾为一周。是故夜行一舍，人气行于身一云阴脏一周与十分脏之八，亦如阳之行二十五周而复会于目。阴阳一日一夜，舍于奇分十分身之四与十分脏之四。一作“二”。上文“十分脏之八”，此言“十分脏之四”，疑有误。是故人之所以卧起之时有早晏者，以奇分不尽故也。

问曰：卫气之在身也，上下往来无已，其候气而刺之奈何？对曰：分有多少，日有长短，春秋冬夏，各有分理，然后常以平旦为纪，夜尽为始。是故一日一夜漏水百刻，二十五刻者，半日之度也，常如是无已，日入而止，随日之长短，各以为纪。谨候气之所在而刺之，是谓逢时。病在于阳分，必先候其气之加在于阳分而刺之；病在于阴分，必先候其气之加在于阴分而刺之，谨候其时，病可与期，失时反候，百病不除。

水下一刻，人气在太阳；水下二刻，人气在少阳；水下三刻，人气在阳明；水下四刻，人气在阴分。水下五刻，人气在太阳；水下六刻，人气在少阳；水下七刻，人气在阳明；水下八刻，人气在阴分。水下九刻，人气在太阳；水下十刻，人气在少阳；水下十一刻，人气在阳明；水下十二刻，人气在阴分。水下十三刻，人气在太阳；水下十四刻，人气在少阳；水下十五刻，人气在阳明；水下十六刻，人气在阴分。水下十七刻，人气在太阳；水下十八刻，人气在少阳；水下十九刻，人气在阳明；水下二十刻，人气在阴分。水下二十一刻，人气在太阳；水下二十二刻，人气在少阳；水下二十三刻，人气在阳明；水下二十四刻，人气在阴分。水下二十五刻，人气在太阳，此少半日之度也。从房至毕一十四宿，水下五十刻，半日之度也。从昴至心亦十四宿，水下五十刻，终日之度也。日行一舍者，水下三刻与十分《素问》作七刻之四。大要常以日加之于宿上也，则知人气在太阳，是故日行一宿，人气在三阳与阴分，常如是无已，与天地同纪，纷纷昐昐普巴切，终而复始，一日一夜水行百刻而尽矣。故曰：刺实者刺其来，刺虚者刺其去。此言气之存亡之时，以候虚实而刺之也。

营气第十

营气之道，纳谷为宝。谷入于胃，气传之肺，流溢于中，布散于外。精专者行于经隧，常营无已，终而复始，是谓天地之纪。故气从太阴出，循臂内上廉，注手阳明上行至面，注足阳明下行至跗上，注大指间，与太阴合，上行抵脾。从脾注心中，循手少阴出腋下臂，注小指之端，合手太阳，上行乘腋，出䪼一作项内，注目内眦，上巅下项，合足太阳，循脊下尻，下行注小指之端，循足心，注足少阴，上行注肾。从肾注心，外散于胸中，循心主脉出腋下臂，入一作出两筋之间，入掌中，出手中指之端，还注小指次指之端，合手少阳，上行注膻中，散于三焦，从三焦注胆出胁，注足少阳，下行至跗上，复从跗注大指间，合足厥阴，上行至肝，从肝上注肺，上循喉咙，入颃颡之窍，究于畜门一作关。其支别者，上额循颠下项中，循脊入骶音氐，是督脉也，络阴器，上过毛中，入脐中，上循腹里，入缺盆，下注肺中，复出太阴。此营气之行，逆顺之常也。

营卫三焦第十一

黄帝问曰：人焉受气？阴阳焉会？何气为营？何气为卫？营安从生？卫安从会？老壮不同气，阴阳异位，愿闻其会。岐伯对曰：人受气于谷，谷入于胃，气传于肺，五脏六腑皆以受气。其清者为营，浊者为卫，营行脉中，卫行脉外，营周不休，五十而复大会，阴阳相贯，如环无端。卫气行于阴二十五度，行于阳亦二十五度，分为昼夜，故至阳而起，至阴而止。故日中而阳陇一作袭。下同为重阳，夜半而阴陇为重阴。故太阴主内，太阳主外，各行二十五度，分为昼夜。夜半为阴陇，夜半后而阴衰，平旦阴尽而阳受气；日中为阳陇，日西而阳衰，日入阳尽而阴受气。夜半而大会，万民皆卧，名曰合阴，平旦阴尽而阳受气，如是无已，与天地同纪。

问曰：老人不夜瞑，少壮不夜寤者，何气使然？对曰：壮者之气血盛，其肌肉滑，气道利，营卫之行不失其常，故昼精而夜瞑。老者之气血减，其肌肉枯，气道涩，五脏之气相薄，营气衰少而卫气内伐，故昼不精而夜不得瞑。

问曰：愿闻营卫之所行，何道从始？对曰：营出于中焦，卫出于上焦。上焦出于胃上口，并咽以上贯膈，布胸中，走腋，循足太阴之分而行，还注手阳明，上至舌，下注足阳明，常与营俱行于阴阳各二十五度为一周，故日夜五十周而复始，大会于手太阴。

问曰：人有热饮食下胃，其气未定，则汗出于面，或出于背，或出于身半，其不循卫气之道而出何也？对曰：此外伤于风，内开腠理，毛蒸理泄，卫气走之，固不得循其道。此气悍慓滑疾，见开而出，故不得从其道，名曰漏泄。

中焦亦并于胃口，出上焦之后，此所以受气，泌糟粕，蒸津液，化其精微，上注于肺，乃化而为血，以奉生身，莫贵于此，故独得行于经隧，命曰营气。

问曰：血之与气，异名同类何也？对曰：营卫者精气也，血者神气也，故血之与气，异名同类也。故夺血者无汗，夺汗者无血。故人有两死而无两生也。

下焦者，别于回肠，注于膀胱而渗入焉。故水谷者，常并居于胃中，成糟粕而俱下于大肠，而为下焦，渗而俱下，渗泄别汁，循下焦而渗入膀胱也。

问曰：人饮酒，酒亦入胃，谷未熟而小便独先下者何也？对曰：酒者，熟谷之液也，其气悍以滑一作清，故后谷而入，先谷而液出也。故曰上焦如雾，中焦如沤，下焦如渎，此之谓也。

阴阳清浊精气津液血脉第十二

〔一〕黄帝问曰：愿闻人气之清浊者何也？岐伯对曰：受谷者浊，受气者清，清者注阴，浊者注阳，浊而清者上出于咽，清而浊者下行于胃。清者上行，浊者下行，清浊相干，名曰乱气。

问曰：夫阴清而阳浊，浊中有清，清中有浊，别之奈何？对曰：气之大别，清者上注于肺，浊者下流于胃。胃之清气上出于口，肺之浊气下注于经，内积于海。问曰：诸阳皆浊，何阳独甚？对曰：手太阳独受阳之浊，手太阴独受阴之清。其清者上走孔窍，其浊者下行诸经。故诸阴皆清，足太阴独受其浊。问曰：治之奈何？对曰：清者其气滑，浊者其气涩，此气之常也。故刺阴者，深而留之；刺阳者，浅而疾取之；清浊相干者，以数调之也。

〔二〕问曰：人有精、气、津、液、血、脉，何谓也？对曰：两神相搏，合而成形，常先身生，是谓精。上焦开发，宣五谷味，熏肤充身泽毛，若雾露之溉，是谓气。腠理发泄，汗出腠理一作溱溱，是谓津。谷入气满，淖泽注于骨，骨属屈伸，出泄补益脑髓，皮肤润泽，是谓液。中焦受汁变化而赤，是谓血。拥遏营气，令无所避，是谓脉也。

问曰：六气者，有余不足，气之多少，脑髓之虚实，血脉之清浊，何以知之？对曰：精脱者，耳聋；气脱者，目不明；津脱者，腠理开，汗大泄；液脱者，骨痹屈伸不利，色夭，脑髓消，胻酸，耳数鸣；血脱者，色白，夭然不泽；脉脱者，其脉空虚，此其候也。问曰：六气贵贱何如？对曰：六气者，各有部主也，其贵贱善恶可为常主，然五谷与胃为大海也。

津液五别第十三

黄帝问曰：水谷入于口，输于肠胃，其液别为五。天寒衣薄，则为溺与气；天暑衣厚，则为汗；悲哀气并，则为泣；中热胃缓，则为唾；邪气内逆，则气为之闭塞而不行，不行则为水胀，不知其何由生？岐伯对曰：水谷皆入于口，其味有五，分注其海，津液各走其道。故上焦一作三焦出气以温肌肉，充皮肤者，为津；其留而不行者，为液。天暑衣厚则腠理开，故汗出；寒留于分肉之间，聚沫则为痛；天寒则腠理闭，气涩不行，水下流于膀胱，则为溺与气。五脏六腑，心为之主，耳为之听，目为之候，肺为之相，肝为之将，脾为之卫，肾为之主外。故五脏六腑之津液尽上渗于目，心悲气并则心系急，急则肺叶举，举则液上溢。夫心系急，肺不能常举，乍上乍下，故咳而泣出矣。

中热则胃中消谷，消谷则虫上下作矣，肠胃充郭故胃缓，缓则气逆，故唾出矣。五谷之津液和合而为膏者，内渗入于骨空，补益脑髓，而下流于阴股。阴阳不和，则使液溢而下流于阴，髓液皆减而下，下过度则虚，虚则腰脊痛而胻酸。阴阳气道不通，四海闭塞，三焦不泻，津液不化，水谷并于肠胃之中，别于回肠，留于下焦，不得渗于膀胱，则下焦胀，水溢则为水胀，此津液五别之顺逆也。

奇邪血络第十四

黄帝问曰：愿闻其奇邪而不在经者，何也？岐伯对曰：血络是也。问曰：刺血络而仆者，何也？血出而射者，何也？血出黑而浊者，血出清而半为汁者，何也？发针而肿者，何也？血出若多若少而面色苍苍然者，何也？发针而面色不变而烦闷者，何也？血出多而不动摇者，何也？愿闻其故。对曰：脉气甚而血虚者，刺之则脱气，脱气则仆。血气俱盛而阴气多者，其血滑，刺之则射。阳气积蓄久留不泻者，其血黑以浊，故不能射。新饮而液渗于络，而未和于血，故血出而汁别焉。其不新饮者，身中有水，久则为肿。阴气积于阳，其气因于络，故刺之血未出而气先行，故肿。阴阳之气，其新相得而未和合，因而泻之，则阴阳俱脱，表里相离，故脱色而苍苍然也。刺之血出多色不变而烦闷者，刺络而虚经，虚经之属于阴者，阴气脱，故烦闷。阴阳相得而合为痹者，此为内溢于经，而外注于络，如是阴阳皆有余，虽多出血弗能虚也。

问曰：相之奈何？对曰：血脉盛坚横以赤，上下无常处，小者如针，大者如箸，刺而泻之万全。故无失数，失数而返，各如其度。问曰：针入肉著，何也？对曰：热气因于针则热，热则肉著于针，故坚焉。

五色第十五

〔一〕雷公问曰：闻风者，百病之始也，厥逆，寒湿之所起也，别之奈何？黄帝答曰：当候眉间《太素》作关中。薄泽为风，冲浊为痹，在地为厥，此其常也，各以其色言其病也。问曰：人有不病卒死，何以知之？答曰：大气入于脏腑者，不病而卒死矣。问曰：凡病少愈而卒死者，何以知之？答曰：赤色出于两颧，大如拇指者，病虽少愈，必卒死。黑色出于颜《太素》作庭，大如拇指，不病，亦必卒死矣。

问曰：其死有期乎？答曰：察其色以言其时。颜者，首面也；眉间以上者，咽喉也《太素》眉间以上作阙上；眉间以中《太素》亦作阙中者，肺也；下极者，心也；直下者，肝也；肝左者，胆也；下者，脾也；方上者，胃也；中央者，大肠也；夹旁者，肾也；当肾者，脐也；面王以上者王，古本作壬字，小肠也；面王以下者，膀胱字子处也；颧者，肩也；后颧者，臂也；臂以下者，手也；目内眦上者，膺乳也；夹绳而上者，背也；循牙车以上者，股也；中央者，膝也；膝以下者，胻也；当胻以下者，足也；巨分者，股里也；巨屈者，膝髌也。此五脏六腑支局一作节之部也。五脏五色之见者，皆出其部也。其部骨陷者，必不免于病也。其部色乘袭者，虽病甚不死也。

问曰：五官具五色，何也？答曰：青黑为痛，黄赤为热，白为寒，是谓五官。问曰：以色言病之间甚，奈何？答曰：其色粗以明者，为间；沉垩一作夭，下同者，为甚。其色上行者，病亦甚；其色下行如云彻散者，病方已。五色各有藏部，有外部，有内部。其色从外部走内部者，其病从外走内；其色从内部走外部者，其病从内走外。病生于内者，先治其阴，后治其阳，反者益甚；病生于外者，先治其阳，后治其阴《太素》云："病生于阳者，先治其外，后治其内"，与此文异义同，反者益甚。用阳和阴，用阴和阳，审明部分，万举万当，能别左右，是谓大通，男女异位，故曰阴阳，审察泽垩，谓之良工。

沉浊为内，浮清为外，黄赤为风，青黑为痛，白为寒，黄而膏泽者为脓，赤甚者为血，痛甚者为挛，寒甚者为皮不仁。各见其部，察其浮沉以知浅深，审其泽垩以观成败，察其散浮以知近远，视色上下以知病处，积神于心以知往今。故相气不微，不知是非，属意勿去，乃知新故。色明不粗，沉垩为甚；不明不泽，其病不甚。其色散，驹驹然未有聚，其病散而气痛，聚未成也。肾乘心，心先病，肾为应，色其一作皆如是。

男子色在面王，为少腹痛，下为卵痛，其圜直为茎痛，高为本，下为首，狐疝，㿉，阴病之属也。女子色在面王，为膀胱字子处病。散为痛，薄为聚，方圜左右各如其色形，其随而下至骶为淫，有润如膏状，为暴食不洁。左为右一作左，右为左一作右，其色有邪聚，空满而不端，面色所指者也。色者，青黑赤白黄，皆端满有别乡。别乡赤者，其色亦赤，大如榆荚，在面王为不月。其色上锐，首空上向，下锐下向，在左右如法。

以五色命脏，青为肝，赤为心，白为肺，黄为脾，黑为肾。肝合筋，青当筋；心合脉，赤当脉；脾合肉，黄当肉；肺合皮，白当皮；肾合骨，黑当骨。

〔二〕夫精明五色者，气之华也。赤欲如白裹朱，不欲如赭色也；白欲如白璧之泽一云鹅羽，不欲如垩一云盐也；青欲如苍璧之泽，不欲如蓝也；黄欲如罗裹雄黄，不欲如黄土也；黑欲如重漆色，不欲如炭《素问》作地苍也。五色精微象见，其寿不久也。

〔三〕青如草兹，黑如炱煤，黄如枳实，赤如衃音披血，白如枯骨，此五色见而死也。青如翠羽，黑如乌羽，赤如鸡冠，黄如蟹腹，白如豕膏，此五色见而生也。生于心，如以缟裹朱；生于肺，如以缟裹红；生于肝，如以缟裹绀；生于脾，如以缟裹括蒌实；生于肾，如以缟裹紫。此五脏所生之外荣也。

凡相五色，面黄目青，面黄目赤，面黄目白，面黄目黑者，皆不死也；面青目赤一作青，面赤目白，面青目黑，面黑目白，面赤目青者，皆死也。

阴阳二十五人形性血气不同第十六

〔一〕黄帝问曰：人有阴阳，何谓阴人？何谓阳人？少师对曰：天地之间，不离于五，人亦应之，非徒一阴一阳而已。盖有太阴之人，少阴之人，太阳之人，少阳之人，阴阳和平之人。凡此五人者，其态不同，其筋骨血气亦不同也。太阴之人，贪而不仁，下齐湛湛，好纳而恶出，心抑而不发，不务于时，动而后人，此太阴之人也。少阴之人，少贪而贼心，见人有亡，常若有得，好伤好害，见人有荣，乃反愠怒，心嫉而无恩，此少阴之人也。太阳之人，居处于于，好言大事，无能而虚说，志发于四野，举措不顾是非，为事如常自用，事虽败而无改一作悔，此太阳之人也。少阳之人，諟谛好自贵，有小小官，则高自宣，好为外交，而不内附，此少阳之人也。阴阳和平之人，居处安静，无为惧惧，无为欣欣，婉然从物，或与不争，与时变化，尊而谦让，卑而不谄，是谓至治。

古人善用针灸者，视人五态乃治之，盛者泻之，虚者补之。

太阴之人，多阴而无阳，其阴血浊，其卫气涩，阴阳不和，缓筋而厚皮，不之疾泻，不能移之。少阴之人，多阴而少阳，小胃而大肠，六腑不调，其阳明脉小而太阳脉大，必审而调之。其血易脱，其气易败。太阳之人，多阳而无阴，必谨调之，无脱其阴而泻其阳，阳重脱者易狂，阴阳皆脱者，暴死不知人。少阳之人，多阳而少阴，经小而络大，血在中而气在外，实阴而虚阳，独泻其络脉则强，气脱而疾，中气重不足，病不起矣。阴阳和平之人，其阴阳之气和，血脉调。宜谨审其阴阳，视其邪正，安其容仪，审其有余，察其不足，盛者泻之，虚则补之，不盛不虚，以经取之。此所以调阴阳，别五态之人也。

太阴之人，其状黮黮音朕然，黑色，念然下意，临临然长大，腘音窘然未偻。少阴之人，其状清然窃然，固以阴贼，立而躁险，行而似伏。太阳之人，其状轩轩储储，反身折腘。少阳之人，其状立则好仰，行则好摇其两臂，两臂肘皆出于背。阴阳和平之人，其状逶逶然，随随然，颙颙然，衮衮然，豆豆然，众人皆曰君子一本多愉愉然，璇璇然。

〔二〕黄帝问曰：余闻阴阳之人于少师，少师曰：天地之间，不离于五。故五五二十五人之形，血气之所生，别而以候，从外知内何如？岐伯对曰：先立五形，金木水火土，别其五色，异其五声，而二十五人具也。

木形之人，比于上角，苍色，小头长面，大肩平背直身，小手足，有材，好劳心，少力多忧，劳于事，奈春夏，不奈秋冬，秋冬感而成病，主足厥阴，佗佗然。大角一曰左角之人，比于左足少阳，少阳之上遗遗然。

右角一曰少角之人，比于右足少阳，少阳之下随随然。钛角音太，一曰右角之人，比于右足少阳，少阳之下鸠鸠然一曰推推然。判角之人，比于左足少阳，少阳之下括括然。

火形之人，比于上徵，赤色，广䏶，兑面小头，好肩背髀腹，小手足，行安地，疾心，行摇肩，背肉满，有气轻财，少信，多虑，见事明了，好顾，急心，不寿暴死。奈春夏，不奈秋冬，感而生病，主手少阴，窍窍然一曰核核然。太徵之人，比于左手太阳，太阳之上肌肌然，少徵之人，比于右手太阳，太阳之下慆慆然慆音惕，又音倘。右徵之人，比于右手太阳，太阳之上鲛鲛然一曰熊熊然。判徵之人，比于左手太阳，太阳之下支支然，熙熙然。

土形之人，比于上宫，黄色，大头圆面，美肩背，大腹，好股胫，小手足，多肉，上下相称，行安地，举足浮，安心，好利人，不喜权势，善附人，奈秋冬，不奈春夏，春夏感而生病，主足太阴，敦敦然。太宫之人，比于左足阳明，阳明之上婉婉然。加宫之人，比于左足阳明，阳明之下炫炫音咳然一曰坎坎然。少宫之人，比于右足阳明，阳明之上枢枢然。左宫之人，比于右足阳明，阳明之下兀兀然一曰众之人，一曰阳明之上。

金形之人，比于上商，白色，小头方面，小肩背，小腹，小手足，如骨发踵外，骨轻身一曰发动轻身，清廉，急心，静悍，善为吏。奈秋冬，不奈春夏，春夏感而生病，主手太阴，敦敦然。太商之人，比于左手阳明，阳明之上廉廉然。右商之人，比于左手阳明，阳明之下脱脱然。左商之人，比于右手阳明，阳明之上监监然。少商之人，比于右手阳明，阳明之下严严然。

水形之人，比于上羽，黑色，大头，面不平一云曲面，广颐，小肩大腹，小手足小一作大，发行摇身，下尻长背，延延然，不敬畏，善欺绐人，殆戮死。奈秋冬，不奈春夏，春夏感而生病，主足少阴，污污然。大羽之人，比于右足太阳，太阳之上颊颊然。少羽之人，比于左足太阳，太阳之下纡纡然。众之为人，比于右足太阳，太阳之下洁洁然。桎之为人，比于左足太阳，太阳之上安安然。

问曰：得其形，不得其色，何如？对曰：形胜色，色胜形者，至其胜时年加，害则病行，失则忧矣。形色相得，富贵大乐。问曰：其形色相胜之时年加可知乎？对曰：凡人之大忌，常加：七岁、九岁、十六岁、二十五岁、三十四岁、四十三岁，五十二岁、六十一岁，皆人之忌，不可不自安也，感则病，失则忧矣。

问曰：脉之上下，血气之候，以知形气奈何？对曰：足阳明之上，血气盛则须美长；血多气少则须短；气多血少则须少；血气俱少则无须，两吻多画。须字一本俱作髯字。吻，音稳。足阳明之下，血气盛则下毛美长至胸；血多气少则下毛美短至脐，行则善高举足，足大指少肉，足善寒；血少气多则肉善瘃；血气皆少则无毛，有则稀而枯瘁，善痿厥足痹。

足少阳之上，血气盛则通须美长；血多气少则通须美短；血少气多则少须；血气皆少则无须，感于寒湿则善痹，骨痛，爪枯。足少阳之下，血气盛则胫毛美长，外踝肥；血多气少则胫毛美短，外踝皮坚而厚；血少气多则胻毛少，外踝皮薄而软，血气皆少则无毛，外踝瘦而无肉。

足太阳之上，血气盛则美眉，眉有毫毛，血多气少则恶眉，面多小理；血少气盛则面多肉，血气和则美色。足太阳之下，血气盛则跟肉满，踵坚；气少血多则瘦，跟空；血气皆少则善转筋，踵下痛。

手阳明之上，气血盛则上髭美；血少气多则髭恶；血气皆少则善转筋，无髭。手阳明之下，血气盛则腋下毛美，手鱼肉以温；气血皆少则手瘦以寒。手少阳之上，血气盛则眉美以长，耳色美；血气皆少则耳焦恶色。手少阳之下，血气盛则手拳多肉以温；血气皆少则瘦以寒；气少血多则瘦以多脉。手太阳之上，血气盛则多髯，面多肉以平；血气皆少则面瘦黑色。手太阳之下，血气盛则掌肉充满；血气皆少则掌瘦以寒。

黄赤者多热气，青白者少热气，黑色者多血少气。美眉者太阳多血，通髯极须者少阳多血，美须者阳明多血，此其时然也。夫人之常数，太阳常多血少气，少阳常多气少血，阳明常多血多气，厥阴常多气少血，少阴常多血少气，太阴常多血少气，此天之常数也。

问曰：二十五人者，刺之有约乎？对曰：美眉者，足太阳之脉血气多；恶眉者，血气少；其肥而泽者，血气有余；肥而不泽者，气有余血不足；瘦而无泽者，血气俱不足。审察其形气有余不足而调之，可以知顺逆矣。问曰：刺其阴阳奈何？对曰：按其寸口人迎，以调阴阳，切循其经络之凝泣，结而不通者，此于身背为痛痹，甚则不行，故凝泣。凝泣者，致气以温之，血和乃止。其结络者，脉结血不行，决之乃行。故曰：气有余于上者，导而下之；气不足于上者，推而往之；其稽留不至者，因而迎之。必明于经隧，乃能持之。寒与热争者，导而行之；其宛陈血不结者，即而取之。必先明知二十五人，别血气之所在，左右上下，则刺约毕矣。

〔三〕问曰：或神动而气先针行，或气与针相逢，或针已出，气独行，或数刺之乃知，或发针而气逆，或数刺病益甚，凡此六者，各不同形，愿闻其方？对曰：重阳之盛人，其神易动，其气易往也，矫矫蒿蒿一本作熇熇高高，言语善疾，举足喜高，心肺之脏气有余，阳气滑盛而扬，故神动而气先行。此人颇有阴者也，多阳者多喜，多阴者多怒，数怒者易解，故曰颇有阴，其阴阳之离合难，故其神不能先行。阴阳和调者，血气淖泽滑利，故针入而气出，疾而相逢也。其阴多而阳少，阴气沉而阳气浮者内藏，故针已出，气乃随其后，故独行也。其多阴而少阳者，其气沉而气往难，故数刺之乃知。其气逆与其数刺病益甚者，非阴阳之气也，浮沉之势也，此皆粗之所败，工之所失，其形气无过也。

针灸甲乙经卷之二

十二经脉络脉支别第一上

雷公问曰：禁脉之言，凡刺之理，经脉为始，愿闻其道。黄帝答曰：经脉者，所以决死生，处百病，调虚实，不可不通也。

肺手太阴之脉，起于中焦，下络大肠，还循胃口，上膈属肺，从肺系横出腋下，下循臑内，行少阴、心主之前，下肘中，循臂内上骨下廉，入寸口，上鱼，循鱼际，出大指之端。其支者，从腕后直出次指内廉，出其端。是动则病肺胀满膨膨而喘咳，缺盆中痛，甚则交两手而瞀音务，又音茂，是谓臂厥。是主肺所生病者：咳，上气，喘喝，烦心，胸满，臑音如臂内前廉痛厥，掌中热。气盛有余则肩背痛，风寒，汗出中风，小便数而欠；气虚则肩背痛寒，少气不足以息，溺色变一云卒遗矢无度，为此诸病。凡十二经之病，盛则泻之，虚则补之，热则疾之，寒则留之，陷下则灸之，不盛不虚，以经取之。盛者则寸口大三倍于人迎，虚者则寸口反小于人迎也。

大肠手阳明之脉，起于大指次指之端外侧，循指上廉，出合骨两骨之间，上入两筋之中，循臂上廉，入肘外廉，上循臑外廉上肩，出髃音隅骨之前廉，上出柱骨之会上，下入缺盆，络肺，下膈属大肠。其支者，从缺盆直上至颈，贯颊，下入齿中，还出夹口，交人中，左之右，右之左，上夹鼻孔。是动则病齿痛，䪼肿。是主津液所生病者：目黄，口干，鼽音求衄，喉痹，肩前臑痛者，大指次指痛不用。气盛有余，则当脉所过者热肿；虚则寒栗不复。为此诸病，盛者则人迎大三倍于寸口；虚者则人迎反小于寸口也。

胃足阳明之脉，起于鼻，交頞中，旁约太阳之脉，下循鼻外，入上齿中，还出夹口，环唇，下交承浆，却循颐后下廉，出大迎，循颊车，上耳前，过客主人，循发际至额颅。其支者，从大迎前下人迎，循喉咙，入缺盆，下膈，属胃络脾。其直者，从缺盆下乳内廉，下夹脐，入气街中。其支者，起于胃口，下循腹里，下至气街中而合，以下髀关，抵伏兔，下入膝膑中，下循胻外廉，下足跗，入中指内间。其支者，下膝三寸而别，以下入中指外间。其支者，别跗上，入大指间，出其端。是动则病凄凄然振寒，善伸数欠，颜黑，病至则恶人与火，闻木音则惕然惊，心欲动，独闭户塞牖而处，甚则欲上高而歌，弃衣而走，贲响腹胀，是为臂一作骭厥。是主血所生病者：狂瘧一作疟，温淫汗出，鼽衄，口㖞，唇紧，颈肿，喉痹，大腹水肿，膝膑肿痛，循膺乳、气街、股、伏兔、胻外廉、足跗上皆痛，中指不用。气盛则身以前皆热，其有余于胃，则消谷善饥，溺色黄；气不足则身以前皆寒栗，胃中寒则胀满。为此诸病，盛者人迎大三倍于寸口；虚者人迎反小于寸口也。

脾足太阴之脉，起于大指之端，循指内侧白肉际，过核骨后，上内踝前廉，上腨内，循胻骨后，交出厥阴之前，上循膝股内前廉，入腹，属脾络胃，上膈夹咽，连舌本，散舌下。其支者，复从胃别上膈，注心中。是动则病舌本强，食则呕，胃脘痛，腹胀善噫，得后与气则快然而衰，身体皆重。是主脾所生病者：舌本痛，体不能动摇，食不下，烦心，心下急，寒疟，溏瘕音加泄，水闭，黄疸，不能食，唇青，强欠，股膝内肿痛，厥，足大指不用。为此诸病，盛者则寸口大三倍于人迎；虚者则寸口反小于人迎也。

心手少阴之脉，起于心中，出属心系，下膈络小肠。其支者，从心系上夹咽，系目系一本作循胸出胁。其直者，复从心系却上肺，上出腋下，下循臑内后廉，循太阴、心主之后，下肘中内廉，循臂内后廉，抵掌后兑骨之端，入掌内后廉，循小指内出其端。是动则病嗌干心痛，渴而欲饮，是为臂厥。是主心所生病者：目黄，胁满痛，臑臂内后廉痛，厥，掌中热痛。为此诸病，盛者则寸口大再倍于人迎；虚者则寸口反小于人迎也。

小肠手太阳之脉，起于小指之端，循手外侧上腕，出踝中，直上循臂骨下廉，出肘内侧两骨之间，上循臑外后廉，出肩解，绕肩胛，交肩上，入缺盆向腋，下络心，循咽下膈，抵胃，属小肠。其支者，从缺盆循颈上颊，至目锐眦，却入耳中。其支者，别颊上𩓐音拙抵鼻，至目内眦，斜络于颧。是动则病嗌痛颔肿，不可以顾，肩似拔，臑似折。是主液所生病者：耳聋目黄，颊肿，颈颔肩臑肘臂外后廉痛。为此诸病，盛者则人迎大再倍于寸口；虚者则人迎反小于寸口也。

膀胱足太阳之脉，起于目内眦，上额交巅。其支者，从巅至耳上角。其直者，从巅入络脑，还出别下项，循肩髆内，夹脊抵腰中，入循膂，络肾属膀胱。其支者，从腰中下会于后阴，贯臀入腘中。其支者，从髆内左右别下贯胂一作髋，夹脊内，过髀枢，循髀外后廉，下合腘中，以下贯踹足跟也内，出外踝之后，循京骨，至小指外侧。是动则病冲头痛，目似脱，项似拔，脊腰似折，不可以曲，腘如结，踹如裂，是谓踝厥。是主筋所生病者：痔疟，狂癫疾，头囟音信项颈间痛，目黄泪出，鼽衄，项背腰尻腘踹脚皆痛，小指不用。为此诸病，盛者则人迎大再倍于寸口；虚者则人迎反小于寸口也。

肾足少阴之脉，起于小指之下，斜趣足心，出然谷之下，循内踝之后，别入跟中，以上踹内，出腘中内廉，上股内后廉，贯脊属肾，络膀胱。其直者，从肾上贯肝膈，入肺中，循喉咙，夹舌本。一本云：从横骨中夹脐，循腹里上行而入肺。其支者，从肺出络心，注胸中。是动则病饥不欲食，面黑如炭色，咳唾则有血，喝喝而喘一作喉鸣，坐而欲起，目䀮䀮无所见，心如悬若饥状，气不足则善恐，心惕惕如人将捕之，是为骨厥。是主肾所生病者：口热舌干，咽肿上气，嗌干及痛，烦心，心痛，黄疸，肠澼，脊股内后廉痛，痿厥嗜卧，足下热而痛。灸则强食生肉，缓带被发，大杖重履而步。为此诸病，盛者则寸口大再倍于人迎；虚者则寸口反小于人迎也。

心主手厥阴之脉，起于胸中，出属心包，下膈历络三焦。其支者，循胸出胁，下腋三寸，上抵腋下，下循臑内，行太阴、少阴之间，入肘中，下循臂，行两筋之间，入掌中，循中指出其端。其支者，别掌中，循小指次指出其端。是动则病手心热，臂肘挛急，腋肿，甚则胸胁支满，心中憺憺大动，面赤目黄，喜笑不休。是主脉一作心包络所生病者：烦心，心痛，掌中热。为此诸病，盛者则寸口大一倍于人迎；虚者则人迎反大，寸口反小于人迎也。

三焦手少阳之脉，起于小指次指之端，上出两指之间，循手表腕出臂外两骨之间，上贯肘，循臑外上肩，而交出足少阳之后，入缺盆，布膻中，散络心包，下膈遍属三焦。其支者，从膻中上出缺盆，上项夹耳后直上出耳上角，以屈下额一作頞至䪼。其支者，从耳后入耳中，出走耳前，过客主人前，交頞至目兑眦。是动则病耳聋，浑浑焞焞，嗌肿喉痹。是主气所生病者：汗出，目兑眦痛，頞、耳后、肩、臑、肘臂外皆痛，小指次指不用。为此诸病，盛者则人迎大一倍于寸口；虚者则人迎反小于寸口也。

胆足少阳之脉，起于目兑眦，上抵头角，下耳后，循颈行手少阳之前，至肩上却交出手少阳之后，入缺盆。其支者，从耳后入耳中，出走耳前，至目兑眦后。其支者，别兑眦，下大迎，合手少阳，抵于䪼下一本云别兑眦，上迎手少阳于颇，加颊车，下颈合缺盆，以下胸中，贯膈络肝属胆，循胁里出气街，绕毛际，横入髀厌中。其直者，从缺盆下腋，循胸中过季胁，下合髀厌中，以下循髀阳，出膝外廉，下外辅骨之前，直下抵绝骨之端，下出外踝之前，循足跗上，出小指次指之端。其支者，别跗上，入大指之间，循大指歧骨内出其端，还贯入爪甲，出三毛。是动则病口苦，善太息，心胁痛不能反侧，甚则面微尘，体无膏泽，足外反热，是为阳厥。是主骨所生病者：头面颔痛，目兑眦痛，缺盆中肿痛，腋下肿痛，马刀夹瘿，汗出振寒，疟，胸中、胁肋、髀、膝外至胻、绝骨、外踝前及诸节皆痛，小指次指不用。为此诸病，盛者则人迎大一倍于寸口；虚者人迎反小于寸口也。

肝足厥阴之脉，起于大指丛毛之际，上循足跗上廉，去内踝一寸，上踝八寸交出太阴之后，上腘内廉，循股阴入毛中，环阴器，抵少腹，夹胃属肝络胆，上贯膈，布胁肋，循喉咙之后，上入颃颡，连目系，上出额，与督脉会于巅。一云：其支者从小腹与太阴、少阳结于腰髁，夹脊下第三、第四骨孔中。其支者，从目系下颊里，环唇内。其支者，复从肝别贯膈，上注肺中。是动则病腰痛不可以俯仰，丈夫㿗疝，妇人少腹肿，甚则嗌干，面尘脱色。是主肝所生病者：胸满呕逆，洞泄，狐疝，遗溺癃闭。为此诸病，盛者则寸口大一倍于人迎；虚者则寸口反小于人迎也。

足少阴气绝则骨枯。少阴者，冬脉也，伏行而濡骨髓者也。故骨不濡一作软则肉不能著骨也，骨肉不相亲，则肉濡而却，肉濡而却，故齿长而垢，发无润泽，无润泽者骨先死，戊笃己死，土胜水也。

手少阴气绝则脉不通，脉不通则血不流，血不流则发色不泽。故面色如黧一作漆柴者，血先死，壬笃癸死，水胜火也。《灵枢》云：少阴终者，面黑齿长而垢，腹胀闭，上下不通而终矣。

足太阴气绝则脉不营其口唇。口唇者，肌肉之本也。脉弗营，则肌肉濡，肌肉濡则人中满一作舌萎，人中满则唇反，唇反者，肉先死，甲笃乙死，木胜土也。

手太阴气绝则皮毛焦。太阴者，行气温于皮毛者也，气弗营则皮毛焦，皮毛焦则津液去，津液去则皮节著，皮节著则爪枯毛折，毛折者，毛先死，丙笃丁死，火胜金也。《九卷》云：腹胀闭不得息，善噫善呕，呕则逆，逆则面赤，不逆上下不通，上下不通则面黑皮毛焦而终矣。

足厥阴气绝则筋弛。厥阴者，肝脉也，肝者，筋之合也，筋者聚于阴器而脉络于舌本。故脉弗营则筋缩急，筋缩急则引卵与舌，故唇青，舌卷卵缩，则筋先死，庚笃辛死，金胜木也。《九卷》云：中热嗌干，喜溺，烦心，甚则舌卷卵上缩而终矣。

五阴俱绝，则目系转，转则目运，运为志先死。故志先死，则远一日半而死矣。

太阳脉绝，其终也，戴眼，反折瘛疭，其色白，绝汗乃出则终矣。少阳脉绝，其终也，耳聋，百节尽纵，目橐一作瞏，一本无此字系绝，系绝一日半死，其死也，目白乃死一作色青白。阳明脉绝，其绝也，口目动作，善惊妄言，色黄，其上下经盛而不行一作不仁则终矣。

六阳俱绝，则阴阳相离，阴阳相离则腠理发泄，绝汗乃出，大如贯珠，转出不流则气先死矣。故旦占夕死，夕占旦死。

此十二经之败也。

十二经脉络脉支别第一下

〔一〕黄帝问曰：经脉十二，而手太阴之脉独动不休，何也？岐伯对曰：足阳明胃脉也，胃者，五脏六腑之海，其清气上注于肺，肺气从太阴而行之。其行也，以息往来，故人脉一呼再动，一吸脉亦再动，呼吸不已，故动而不止。

〔二〕问曰：气口何以独为五脏主？对曰：胃者，水谷之海，六腑之大源也。五味入于口，藏于胃，以养五脏气。气口亦太阴也，是以五脏六腑之气味皆出于胃，变见于气口，故五气入于鼻，藏于心肺，肺有病而鼻为之不利也。《九卷》言其动，《素问》论其气，此言其为五脏之所主，相发明也。

〔三〕问曰：气之过于寸口也，上出焉息？下入焉伏？何道从还？不知其极也。对曰：气之离于脏也，卒然如弓弩之发，如水岸之下，上于鱼以反衰，其余气衰散以逆上，故其行微也。问曰：足阳明因何而动？对曰：胃气上注于肺，其悍气上冲头者，循喉上走空窍，循眼系入络脑，出顑，下客主人，循牙车合阳明，并下人迎，此胃气别走于阳明者也，故阴阳上下，其动也若一。故阳病而阳脉小者为逆，阴病而阴脉大者为逆。阴阳俱盛与其俱动若引绳，相倾者病。

问曰：足少阴因何而动？对曰：冲脉者，十二经脉之海也，与少阴之络起于肾下，出于气街，循阴股内廉斜入腘中，循胻骨内廉并少阴之经，下入内踝之后足下。其别者，斜入踝内，出属跗上，入大指之间，以注诸络，以温足跗，此脉之常动者也。问曰：卫气之行也，上下相贯，如环无端。今有卒遇邪气及逢大寒，手足不遂，其脉阴阳之道，相腧之会，行相失也，气何由还？对曰：夫四末，阴阳之会，此气之大络也，四冲者，气之经也经，一作径。故络绝则经通。四末解则气从合，相输如环。黄帝曰：善。此所谓如环无端，莫知其纪，终而复始，此之谓也。

〔四〕十二经脉伏行于分肉之间，深而不见。其常见者，足太阴脉，过于内踝之上无所隐。故诸脉之浮而常见者，皆络脉也。六经络，手阳明、少阴之大络起五指间，上合肘中。饮酒者，卫气先行皮肤，先充络脉，络脉先盛，则卫气以平，营气乃满，而经脉大盛也。脉之卒然动者，皆邪气居之，留于本末，不动则热，不坚则陷且空，不与众同，是以知其何脉之动也。

雷公问曰：何以知经脉之与络脉异也？黄帝答曰：经脉者常不可见也，其虚实也以气口知之，脉之见者，皆络脉也。诸络脉皆不能经大节之间，必行绝道而出，入复合于皮中，其会皆见于外。故诸刺络脉者，必刺其结上，甚血者虽无血结，急取之以泻其邪而出其血，留之发为痹也。

凡诊络脉，脉色青则寒且痛，赤则有热。胃中有寒，则手鱼际之络多青；胃中有热，则鱼际之络赤；其暴黑者，久留痹也；其有赤有青有黑者，寒热也；其青而小短者，少气也。凡刺寒热者，皆多血络，必间日而取之，血尽乃止，调其虚实。其小而短者少气，甚者泻之则闷，闷甚则仆，不能言。闷则急坐之也。

手太阴之别名曰列缺，起于腕上分间，并太阴之经直入掌中，散入于鱼际。其病实则手兑掌热，虚则欠㰦音掐，开口也，小便遗数，取之去腕一寸半，别走阳明。

手少阴之别名曰通里，在腕一寸，别而上行，循经入于心中。系舌本，属目系。实则支膈，虚则不能言，取之腕后一寸，别走太阳。

手心主之别名曰内关，去腕二寸，出于两筋之间，循经以上，系于心包，络心系。实则心痛，虚则为烦心，取之两筋间。

手太阳之别名曰支正，上腕五寸，内注少阴。其别者，上走肘，络肩髃。实则筋弛肘废，虚则生疣，小者如指痂疥，取之所别。

手阳明之别名曰偏历，去腕三寸，别走太阴。其别者上循臂，乘肩髃，上曲颊偏齿。其别者入耳，会于宗脉。实则龋音禹齿耳聋，虚则齿寒痹隔，取之所别。

手少阳之别名曰外关，去腕二寸，外绕臂，注胸中，合心主。实则肘挛，虚则不收，取之所别。

足太阳之别名曰飞扬，去踝七寸，别走少阴。实则窒鼻一云鼽窒，头背痛，虚则鼽衄，取之所别。

足少阳之别名曰光明，去踝上五寸，别走厥阴，并经下络足跗。实则厥，虚则痿躄，坐不能起，取之所别。

足阳明之别名曰丰隆，去踝八寸，别走太阴。其别者，循胫骨外廉上络头项，合诸经之气，下络喉嗌。其病气逆则喉痹卒喑，实则癫狂，虚则足不收，胫枯，取之所别。

足太阴之别名曰公孙，去本节后一寸，别走阳明。其别者，入络肠胃。厥气上逆则霍乱，实则腹中切痛，虚则鼓胀，取之所别。

足少阴之别名曰大钟，当踝后绕跟，别走太阳。其别者，并经上走于心包，下外贯腰脊，其病气逆则烦闷，实则癃闭，虚则腰痛，取之所别。

足厥阴之别名曰蠡沟，去内踝上五寸，别走少阳。其别者，循经上睾，结于茎。其病气逆则睾肿卒疝，实则挺长热，虚则暴痒，取之所别。

任脉之别名曰尾翳，下鸠尾，散于腹。实则腹皮痛，虚则瘙痒，取之所别。

督脉之别名曰长强，夹脊上项散头上，下当肩胛左右，别走太阳，入贯膂。实则脊强，虚则头重，高摇之，夹脊之有过者《九墟》无此九字，取之所别。

脾之大络名曰大包，出渊腋下三寸，布胸胁。实则一身尽痛，虚则百脉皆纵。此脉若罗络之血者，皆取之。

凡此十五络者，实则必见，虚则必下，视之不见，求之上下，人经不同，络脉异所别也。

〔五〕黄帝问曰：皮有分部，脉有经纪，愿闻其道。岐伯对曰：欲知皮部以经脉为纪者，诸经皆然。阳明之阳，名曰害蜚，十二经上下同法，视其部中有浮络者，皆阳明之络也。其色多青则痛，多黑则痹，黄赤则热，多白则寒，五色皆见，则寒热也。络盛则入客于经，阳主外，阴主内。少阳之阳，名曰枢杼一作持，视其部中有浮络者，皆少阳之络也。络盛则入客于经，故在阳者主内，在阴者主外，以渗于内也，诸经皆然。太阳之阳，名曰关枢，视其部中有浮络者，皆太阳之络也。络盛则入客于经。

少阴之阴，名曰枢檽，视其部中有浮络者，皆少阴之络也。络盛则入客于经，其入于经也，从阳部注于经，其出者，从阴部内注于骨。心主之阴，名曰害肩，视其部中有浮络者，皆心主之络也。络盛则入客于经。太阴之阴，名曰关执，视其部中有浮络者，皆太阴之络也。络盛则入客于经。

凡此十二经络脉者，皮之部也。

是故百病之始生也，必先客于皮毛，邪中之则腠理开，开则入客于络脉，留而不去，传入于经，留而不去，传入于腑，廪于肠胃。邪之始入于皮也，淅然起毫毛，开腠理；其入于络也，则络脉盛色变；其入客于经也则盛，虚乃陷下；其留于筋骨之间，寒多则筋挛骨痛，热多则筋弛骨消，肉烁䐃破，毛直而败也。

问曰：十二部，其生病何如？对曰：皮者，脉之部也，邪客于皮则腠理开，开则邪入客于络脉，络脉满则注于经脉，经脉满则入舍于腑脏，故皮有分部，不愈而生大病也。

〔六〕问曰：夫络脉之见，其五色各异，其故何也？对曰：经有常色，而络无常变。问曰：经之常色何如？对曰：心赤，肺白，肝青，脾黄，肾黑，皆亦应其经脉之色也。问曰：其络之阴阳亦应其经乎？对曰：阴络之色应其经，阳络之色变无常，随四时而行。寒多则凝泣，凝泣则青黑，热多则淖泽音皋，淖泽则黄赤，此其常色者，谓之无病。五色俱见，谓之寒热。

〔七〕问曰：余闻人之合于天地也，内有五脏，以应五音、五色、五味、五时、五位；外有六腑，以合六律，主持阴阳诸经，而合之十二月、十二辰、十二节、十二时、十二经水、十二经脉，此五脏六腑所以应天道也。夫十二经脉者，人之所以生，病之所以成，人之所以治，病之所以起，学之所始，工之所止，粗之所易，工之所难也，其离合出入奈何？对曰：此粗之所过，工之所悉也，请悉言之。

足太阳之正，别入于腘中，其一道下尻五寸，别入于肛，属于膀胱，散之肾，循膂，当心入散。直者，从膂上出于项，复属于太阳，此为一经也。

足少阴之正，至腘中，别走太阳而合，上至肾，当十四椎出属带脉。直者，系舌本，复出于项，合于太阳，此为一合。《九虚》或以诸阴之别者皆为正也。

足少阳之正，一本云：绕髀入于毛际，合于厥阴。别者入季胁之间，循胸里属胆，散之上肝贯心，以上夹咽，出颐颔中，散于面，系目系，合少阳于外眦。

足厥阴之正，别跗上，上至毛际，合于少阳，与别俱行，此为二合。

足阳明之正，上至髀，入于腹里，属于胃，散之脾，上通于心，上循咽，出于口，上频顿，还系目，合于阳明。

足太阴之正则别，上至髀，合于阳明，与别俱行，上终于咽，贯舌本，此为三合。

手太阳之正，指地，别入于肩解，入腋走心，系小肠。

手少阴之正别，下于渊腋两筋之间，属心主，上走喉咙，出于面，合目内眦，此为四合。

手少阳之正，指天，别于巅，入于缺盆，下走三焦，散于胸中。

手心主之正别，下渊腋三寸，入胸中，别属三焦，出循喉咙，出耳后，合少阳完骨之下，此为五合。

手阳明之正，从手循膺乳，别于肩髃，入柱骨，下走大肠属于肺，上循喉咙出缺盆，合于阳明。

手太阴之正别，入渊腋少阴之前，入走肺，散之大肠，上出缺盆，循喉咙，复合阳明，此为六合。

奇经八脉第二

〔一〕黄帝问曰：脉行之逆顺奈何？岐伯对曰：手之三阴，从脏走手；手之三阳，从手走头；足之三阳，从项走足；足之三阴，从足走腹。

问曰：少阴之脉独下行何也？对曰：冲脉者，五脏六腑之海也，五脏六腑皆禀焉。其上者出于颃颡，渗诸阳，灌诸阴。其下者注少阴之大络，出于气冲，循阴股内廉，斜入腘中，伏行胻骨内，下至内踝之后属而别。其下者，并于少阴之经，渗三阴。其前者，伏行出属跗，下循跗，入大指间，渗诸络而温肌肉，故别络结则跗上不动，不动则厥，厥则寒矣。问曰：何以明之？对曰：以言道之，切而验之，其非必动，然后可以明逆顺之行也。

〔二〕冲脉、任脉者，皆起于胞中，上循脊里，为经络之海。其浮而外者，循腹上一作右行，会于咽喉，别而络唇口。血气盛则充肤热肉，血独盛则渗灌皮肤，生毫毛。妇人有余于气，不足于血，以其月水下，数脱血，任冲并伤故也。任冲之交脉，不营其唇，故髭须不生焉。《素问》曰：任脉者，起于中极之下，以上毛际，循腹里，上关元，至咽喉。冲脉者，起于气冲，并少阴之经《难经》作阳明之经，夹脐上行，至胸中而散其言冲脉与《九卷》异。任脉为病，男子内结七疝，女子带下瘕聚。冲脉为病，逆气里急。督脉为病，脊强反折。亦与《九卷》互相发也。

问曰：人有伤于阴，阴气绝而不起，阴不为用，髭须不去，宦者独去，何也？对曰：宦者，去其宗筋，伤其冲脉，血泻不复，皮肤内结，唇口不营，故无髭须。天宦者，其任冲之脉不盛，宗筋不成，有气无血，口唇不营，故髭须不生。督脉者，经缺不具，见于《营气》曰：

上额循巅下项中，循脊入骶，是督脉也。

《素问》曰：督脉者，起于少腹以下骨中央，女子入系廷孔，其孔，溺孔之端也。其络循阴器，合篡间，绕篡后，别绕臀，至少阴与巨阳中络者，合少阴上股内后廉，贯脊属肾，与太阳起于目内眦，上额交巅上，入络脑，还出别下项，循肩髆内，夹脊抵腰中，入循膂络肾。其男子循茎下至篡，与女子等。其小腹直上者，贯脐中中央，上贯心入喉，上颐环唇，上系两目之中。此生病：从小腹上冲心而痛，不得前后，为冲疝；其女子不孕，癃痔遗溺，嗌干，督脉生病治督脉。

《八十一难》曰：督脉者，起于下极之俞，并于脊里，上至风府，入属于脑，上巅循额至鼻柱，阳脉之海也。《九卷》言营气之行于督脉，故从上下；《难经》言其脉之所起，故从下上，所以互相发也。《素问》言督脉似谓在冲，多闻阙疑，故并载以贻后之长者云。

〔三〕问曰：跷脉安起安止，何气营也？对曰：跷脉者，少阴之别，起于然骨之后，上内踝之上，直上循阴股入阴，上循胸里入缺盆，上循人迎之前，上入鼽《灵枢》作頄字，属目内眦，合于太阳、阳跷而上行。气相并相还，则为濡一作深目，气不营则目不合也。

问曰：气独行五脏，不营六腑，何也？对曰：气之不得无行也，如水之流，如日月之行不休，故阴脉营其脏，阳脉营其腑，如环之无端，莫知其纪，终而复始。其流溢之气，内溉脏腑，外濡腠理。

问曰：跷脉有阴阳，何者当其数？对曰：男子数其阳，女子数其阴，其阴一本无此二字当数者为经，不当数者为络也。《八十一难》曰：阳跷脉者起于跟中，循外踝上行，入风池。阴跷脉者亦起于跟中，循内踝上行，入喉咙，交贯冲脉。此所以互相发明也。又曰：阳维、阴维者，维络于身，溢蓄不能环流溉灌也。故阳维起于诸阳会，阴维起于诸阴交也。又曰：带脉起于季胁，回身一周。自冲脉以下，是谓奇经八脉。又曰；阴跷为病，阳缓而阴急；阳跷为病，阴缓而阳急。阳维维于阳，阴维维于阴，阴阳不能相维，则怅然失志，容容不能自收持。带脉之为病，腰腹纵容如囊水之状。一云：腹满腰溶溶如坐水中状。此八脉之诊也。维脉、带脉皆见如此，详《素问·病论》及见于《九卷》。

脉度第三

黄帝问曰：愿闻脉度。岐伯对曰：手之六阳，从手至头，长五尺，五六合三丈。手之六阴，从手至胸中，长三尺五寸，三六一丈八尺，五六合三尺，凡二丈一尺。足之六阳，从头至足，长八尺，六八合四丈八尺。足之六阴，从足至胸中，长六尺五寸，六六合三丈六尺，五六三尺，凡三丈九尺。跷脉从足至目，长七尺五寸，二七一丈四尺，二五合一尺，凡一丈五尺。督脉、任脉各长四尺五寸，二四合八尺，二五合一尺，凡九尺。凡都合一十六丈二尺，此气之大经隧也。

经脉为里，支而横者为络，络之别者为孙络。孙络之盛而有血者，疾诛之，盛者泻之，虚者饮药以补之。

十二经标本第四

黄帝问曰：五脏者，所以藏精神魂魄也；六腑者，所以受水谷而化物者也。其气内循于五脏，而外络支节。其浮气之不循于经者为卫气；其精气之行于经者为营气。阴阳相随，外内相贯，如环无端，亭亭淳淳乎，孰能穷之？然其分别阴阳，皆有标本虚实所离之处。能别阴阳十二经者，知病之所生；候虚实之所在者，能得病之高下；知六经之气街者，能知解结绍于门户；能知虚实之坚濡者，知补泻之所在；能知六经标本者，可以无惑于天下也。岐伯对曰：博哉，圣帝之论，臣请悉言之。

足太阳之本，在跟上五寸中，标在两络命门。命门者，目也。

足少阴之本，在内踝下上三寸中，标在背腧与舌下两脉。

足少阳之本，在窍阴之间，标在窗笼之前。窗笼者，耳也。《千金》云：窗笼者，耳前上下脉，以手按之动者是也。

足阳明之本在厉兑，标在人迎，上颊颃颡。《九卷》云：标在人迎颊上夹颃颡。

足厥阴之本，在行间上五寸所，标在背腧。

足太阴之本，在中封前四寸之中，标在背腧与舌本。

手太阳之本，在外踝之后，标在命门之上一寸。《千金》云：命门在心上一寸。

手少阳之本，在小指、次指之间上三寸一作二寸，标在耳后上角下外眦。

手阳明之本，在肘骨中，上至别阳，标在颜下合钳上。

手太阴之本，在寸口之中，标在腋下内动脉是也。

手少阴之本，在兑骨之端，标在背腧。

手心主之本，在掌后两筋之间，标在腋下三寸。

凡候此者，主下虚则厥，下盛则热；上虚则眩，上盛则热痛。故实者绝而止之，虚者引而起之。

请言气街：胸气有街，腹气有街，头气有街，胻气有街。故气在头者，上一作止。下同之于脑；在胸中者，上之膺与背腧；气在腹者，上之于背腧与冲脉于脐左右之动脉者；气在胻者，上之气街与承山、踝上以下。取此者，用毫针，必先按而久存之，应于手乃刺而予之。所刺者，头痛眩仆，腹痛中满，暴胀，及有新积可移者，易已也；积不痛者，难已也。

经脉根结第五

黄帝曰：天地相感，寒热相移，阴阳之数，孰少孰多？阴道偶而阳道奇。发于春夏，阴气少而阳气多，阴阳不调，何补何泻？发于秋冬，阳气少而阴气多，阴气盛阳气衰，故茎叶枯槁，湿雨下归，阴阳相离，何补何泻？奇邪离经，不可胜数，不知根结，五脏六腑，折关败枢，开阖而走，阴阳大失，不可复取。九针之要，在于终始，能知终始，一言而毕，不知终始，针道绝矣。

太阳根于至阴，结于命门。命门者，目也。阳明根于厉兑，结于颃颡，颃颡者钳大，钳大者，耳也。少阳根于窍阴，结于窗笼，窗笼者，耳也。

太阳为开，阳明为阖，少阳为枢。故开折则内节渎缓，而暴病起矣，故候暴病者，取之太阳，视有余不足，渎缓者，皮肉缓膲而弱也。阖折则气无所止息，而痿病起矣，故痿病者，皆取之阳明，视有余不足。无所止息者，真气稽留，邪气居之也。枢折则骨摇而不能安于地，故骨摇者，取之少阳，视有余不足。节缓而不收也，当核其本。

太阴根于隐白，结于太仓。厥阴根于大敦，结于玉英，络于膻中。少阴根于涌泉，结于廉泉。

太阴为开，厥阴为阖，少阴为枢。故开折则仓廪无所输膈洞，膈洞者，取之太阴，视有余不足。故开折者，则气不足而生病。阖则气弛而善悲，善悲者，取之厥阴，视有余不足。枢折则脉有所结而不通，不通者，取之少阴，视有余不足，有结者，皆取之。

足太阳根于至阴，流于京骨，注于昆仑，入于天柱、飞扬。足少阳根于窍阴，流于丘墟，注于阳辅，入于天容疑误、光明。足阳明根于厉兑，流于冲阳，注于下陵，入于人迎、丰隆。

手太阳根于少泽，流于阳谷，注于小海，入于天窗疑误、支正。手少阳根于关冲，流于阳池，注于支沟，入于天牖、外关。手阳明根于商阳，流于合谷，注于阳溪，入于扶突、偏历。

此所谓根十二经也。络盛者，当取之。

一日一夜五十营，以营五脏之精，不应数者，谓之狂生。所谓五十营者，五脏皆受也。

经筋第六

足太阳之筋起于足小指上，结于踝，斜上结于膝；其下者，从足外侧结于踵，上循跟结于腘。其别者，结于腨外，上腘中内廉，与腘中并上结于臀，上夹脊上项。其支者，别入结于舌本。其直者，结于枕骨，上头下额一作颜，结于鼻。其支者，为目上纲，下结于鼽《灵枢》作頄字。其下支者，从腋后外廉结于肩髃。其支者，入腋下，出缺盆，上结于完骨。其支者，出缺盆，斜上入于鼽。其病：小指支，踵跟痛一作小指支踵痛，腘挛急，脊反折，项筋急，肩不举，腋支，缺盆中纽痛，不可左右摇。治在燔针劫刺，以知为数，以痛为输，名曰仲春痹。

足少阳之筋，起于小指次指之上，结于外踝，上循胻外廉，结于膝外廉。其支者，别起于外辅骨，上走髀，前者结于伏兔，后者结于尻。其直者，上乘胁季胁，上走腋前廉，系于膺乳，结于缺盆。直者，上出腋贯缺盆，出太阳之前，循耳后上额角，交巅上，下走颔，上结于頄。其支者，结于目外眦，为外维。其病：小指次指支转筋，引膝外转筋，膝不可屈伸，腘筋急，前引髀，后引尻，上乘胁季胁痛，上引缺盆膺乳颈维筋急，从左之右，右目不开，上过右角，并跷脉而行，左络于右，故伤左角，右足不用，命曰维筋相交。治在燔针劫刺，以知为数，以痛为输，名曰孟春痹。

足阳明之筋，起于中三指，结于跗上，斜外上加于辅骨，上结于膝外廉，直上结于髀枢，上循胁，属脊。其直者，上循骭结于膝。其支者，结于外辅骨，合少阳。其直者，上循伏兔，上结于髀，聚于阴器，上腹而布，至缺盆而结，上颈，上夹口，合于頄，下结于鼻，上合于太阳。太阳为目上纲，阳明为目下纲。其支者，从颊结于耳前。其病：足中指支，胫转筋，脚跳坚，伏兔转筋，髀前肿，㿗疝，腹筋乃急，引缺盆及颊，卒口僻，急者目不合，热则经弛纵不胜，目不开。颊筋有寒则急，引颊移口；有热则筋弛纵不胜收，故僻。治之以马膏膏其急者，以白酒和桂涂其缓者，以桑钩钩之，即以生桑灰置之坎中，高下与坐等，以膏熨急颊，且饮美酒，啖炙肉，不饮酒者，自强也，为之三拊而已。治在燔针劫刺，以知为数，以痛为输，名曰季春痹。

足太阴之筋，起于大指之端内侧，上结于内踝。其直者，上结于膝内辅骨，上循阴股结于髀，聚于阴器，上腹结于脐，循腹里结于胁，散于胸中。其内者，著于脊。其病：足大指支，内踝痛，转筋，内辅骨痛，阴股引髀而痛，阴器纽痛上脐，两胁痛，膺中脊内痛。治在燔针劫刺，以知为数，以痛为输，名曰孟秋痹。

足少阴之筋，起于小指之下，入足心，并足太阴，而斜走内踝之下，结于踵，则与太阳之筋合而上结于内辅之下，并太阴之筋而上循阴股，结于阴器，循膂内夹脊上至项，结于枕骨，与足太阳之筋合。其病：足下转筋，及所过而结者皆痛及转筋。病在此者主痫瘛及痉，病在外者不能俯，在内者不能仰。故阳病者腰反折，不能俯，阴病者不能仰。治在燔针劫刺，以知为数，以痛为输。在内者，熨引饮药，此筋折纽，发数甚者，死不治，名曰仲秋痹。

足厥阴之筋，起于大指之上，结于内踝之前，上冲胻，上结内辅之下，上循阴股，结于阴器，络诸经一作筋。其病：足大指支，内踝之前痛，内辅痛，阴股痛，转筋，阴器不用，伤于内则不起，伤于寒则阴缩入，伤于热则纵挺不收。治在行水清阴器。其病转筋者，治在燔针劫刺，以知为数，以痛为输，名曰季秋痹。

手太阳之筋，起于小指之上，结于腕，上循臂内廉，结于肘内兑骨之后，弹之应小指之上，入结于腋下。其支者，从腋走后廉，上绕臑外廉上肩胛，循颈出足太阳之筋前，结于耳后完骨。其支者，入耳中。直者，出耳上，下结于颔，上属目外眦。其病：小指支，肘内兑骨后廉痛，循臂阴入腋下，腋下痛，腋后廉痛，绕肩胛，引颈而痛，应耳中鸣，痛引颔，目瞑良久乃能视，颈筋急则为筋瘘，颈肿。寒热在颈者，治在燔针劫刺，以知为数，以痛为输。其为肿者，复而兑之。其支者，上曲牙，循耳前属目外眦，上颔结于角。其病：当所过者支，转筋，治在燔针劫刺，以知为数，以痛为输，名曰仲夏痹。

手少阳之筋，起于小指次指之端，结于腕，上循臂，结于肘，上绕臑，外廉，上肩走颈，合手太阳。其支者，上当曲颊入系于舌本。其支者，上曲牙，循耳前属目外眦，上乘颔，结于角。其病：当所过者即支，转筋，舌卷。治在燔针劫刺，以知为数，以痛为输，名曰季夏痹。

手阳明之筋，起于大指次指之端，结于腕，上循臂，上结于肘，上绕臑结于髃。其支者，绕肩胛，夹脊。其直者，从肩髃上颈。其支者，上颊结于頄。其直者，上出手太阳之前，上左角络头，下右颔。其病：当所过者支一本下有痛字及字，转筋痛，肩不举，颈不可左右视。治在燔针劫刺，以知为数，以痛为输，名曰孟夏痹。

手太阴之筋，起于大指之上，循指上行，结于鱼际后，行寸口外侧，上循臂，结肘中，上臑内廉入腋下，上出缺盆，结肩前髃，上结缺盆，下结于胸里，散贯贲，合胁下，抵季胁。其病：当所过者支，转筋痛，甚成息贲，胁急吐血。治在燔针劫刺，以知为数，以痛为输，名曰仲冬痹。

手心主之筋，起于中指，与太阴之经并行，结于肘内廉，上臂阴，结腋下，下散前后夹胁。其支者，入腋散胸中，结于贲。其病：当所过者支，转筋痛，手心主前及胸痛，息贲。治在燔针劫刺，以知为数，以痛为输，名曰孟冬痹。

手少阴之筋，起于小指之内侧，结于兑骨上，结肘内廉，上入腋，交太阴，夹乳里，结于胸中，循贲下系于脐。其病内急，心承伏梁，下为肘纲。其病：当所过者支，转筋痛。治在燔针劫刺，以知为数，以痛为输。其成伏梁吐脓血者，死不治。

凡经筋之病，寒则反折筋急，热则筋纵缓不收，阴痿不用，阳急则反折，阴急则俯不伸。焠刺者，刺寒急也；热则筋纵不收，无用燔针劫刺。名曰季冬痹。

足之阳明，手之太阳，筋急则口目为之噼，目眦急，不能卒视，治此皆如上方也。

骨度肠度肠胃所受第七

〔一〕黄帝问曰：脉度言经脉之长短，何以立之？伯高对曰：先度其骨节之大小、广狭、长短，而脉度定矣。问曰：人长七尺五寸者，其骨节之大小长短，知各几何？对曰：头一作颈之大骨围二尺六寸，胸围四尺五寸，腰围四尺二寸。发所覆者，颅至项一尺二寸，发以下至颐长一尺，君子参又作三，又作终折。结喉以下至缺盆中长四寸，缺盆以下至髑骬长九寸，过则肺大，不满则肺小。髑骬以下至天枢长八寸，过则胃大，不及则胃小。天枢以下至横骨长六寸半，过则回肠广长，不满则狭短。

横骨长六寸半，横骨上廉以下至内辅之上廉，长一尺八寸，内辅之上廉以下至下廉长三寸半，内辅下廉至内踝长一尺三寸，内踝以下至地长三寸，膝腘以下至跗属长一尺六寸，跗属以下至地长三寸。故骨围大则大过，小则不及。角以下至柱骨，长一尺一作寸，行腋中不见者长四寸，腋以下至季胁长一尺二寸，季胁以下至髀枢长六寸，髀枢以下至膝中长一尺九寸，膝以下至外踝长一尺六寸，外踝以下至京骨长三寸，京骨以下至地长一寸。耳后当完骨者广九寸，耳前当耳门者广一尺二寸一作三寸，两颧之间广九寸半《九墟》作七寸，两乳之间广九寸半，两髀之间广六寸半，足长一尺二寸，广四寸半。

肩至肘长一尺七寸，肘至腕长一尺二寸半，腕至中指本节长四寸，本节至其末长四寸半。项发以下至脊骨长三寸半一作二寸，脊骨以下至尾骶二十一节长三尺，上节长一寸四分分之七奇分之一，奇分在下，故上七节下至膂骨九寸八分分之七。

此众人骨之度也，所以立经脉之长短也。是故视其经脉之在于身也，其见浮而坚，其见明而大者多血，细而沉者多气。乃经之长短也。

〔二〕问曰：愿闻六腑传谷者，肠胃之大小长短，受谷之多少奈何？对曰：谷之所从出入浅深远近长短之度；唇至齿长九分，口广二寸半，齿以后至会厌深三寸半，大容五合。舌重十两，长七寸，广二寸半；咽门重十两，广二寸半，至胃长一尺六寸。胃纡曲屈，伸之长二尺六寸，大一尺五寸，径五寸，大容三一作二斗五升。小肠后附脊，左环回周叶一作叠，下同积，其注于回肠者，外附于脐上，回运环反十六曲，大二寸半，径八分分之少半，长三丈二尺一作三尺。回肠当脐左环回周叶积而下，回运环反十六曲，大四寸，径一寸寸之少半，长二丈一尺。广肠胻一作傅脊以受回肠，左环叶积一作脊上下，辟大八寸，径二寸寸之大半，长二尺八寸。肠胃所入至所出，长六丈四寸四分，回曲环反三十二曲。

〔三〕问曰：人不食七日而死者，何也？对曰：胃大一尺五寸，径五寸，长二尺六寸，横屈受水谷三斗五升，其中之谷常留者二斗，水一斗五升而满。上焦泄气，出其精微，慓悍滑疾，下焦下溉，泄诸小肠。小肠大二寸半，径八分分之少半，长三丈二尺，受谷二斗四升，水六升三合合之大半。回肠大四寸，径一寸寸之少半，长二丈一尺，受谷一斗，水七升半。广肠大八寸，径二寸寸之大半，长二尺八寸，受谷九升三合八分合之一。肠胃之长凡六丈四寸四分，受水谷九斗二升一合合之大半，此肠胃所受水谷之数也。

平人则不然，胃满则肠虚，肠满则胃虚，更满更虚，故气得上下，五脏安定，血脉和利，精神乃居。故神者，水谷之精气也。故肠胃之中，常留谷二斗四升，水一斗五升。故人一日再至后，后二升半，一日中五升，五七三斗五升而留水谷尽矣。故平人不饮不食，七日而死者，水谷精气津液皆尽，故七日死矣。

针灸甲乙经卷之三

头直鼻中发际旁行至头维凡七穴第一

黄帝问曰：气穴三百六十五以应一岁，愿闻孙络溪谷，亦各有应乎？岐伯对曰：孙络溪谷，三百六十五穴会，以应一岁，以洒《素问》作溢奇邪，以通荣卫。肉之大会为谷，肉之小会为溪，肉分之间，溪谷之会，以行荣卫，以舍《素问》作会大气也。

神庭，在发际直鼻，督脉、足太阳、阳明之会。禁不可刺，令人癫疾，目失精；灸三壮。

曲差，一名鼻冲，夹神庭两旁各一寸五分，在发际，足太阳脉气所发，正头取之。刺入三分，灸五壮。

本神，在曲差两旁各一寸五分，在发际一曰直耳上入发际四分，足少阳、阳维之会。刺入三分，灸五壮。

头维，在额角发际，夹本神两旁各一寸五分，足少阳、阳明之会。刺入五分，禁不可灸。

头直鼻中入发际一寸循督脉却行至风府凡八穴第二

上星一穴，在颅上，直鼻中央，入发际一寸陷者中，可容豆，督脉气所发。刺入三分，留六呼，灸三壮。

囟会，在上星后一寸骨间陷者中，督脉气所发。刺入四分，灸五壮。

前顶，在囟会后一寸五分骨间陷者中，督脉气所发。刺入四分，灸五壮。

百会，一名三阳五会，在前顶后一寸五分，顶中央旋毛中，陷可容指，督脉、足太阳之会。刺入三分，灸五壮。

后顶，一名交冲，在百会后一寸五分，枕骨上，督脉气所发。刺入四分，灸五壮。

强间，一名大羽，在后顶后一寸五分，督脉气所发。刺入三分，灸五壮。

脑户，一名匝风，一名会颅，在枕骨上，强间后一寸五分，督脉、足太阳之会。此别脑之会，刺入三分，留三呼。不可灸，令人喑。《素问·禁刺论》云刺头中脑户入脑立死。王冰注云灸五壮。又《骨空论》云不可妄灸；《铜人经》云禁不可针，针之令人哑。

风府，一名舌本，在项上入发际一寸大筋内宛宛中，疾言其肉立起，言休其肉立下，督脉、阳维之会。

禁不可灸，灸之令人喑；刺入四分，留三呼。

头直夹督脉各一寸五分却行至玉枕凡十穴第三

五处，在督脉旁，去上星一寸五分，足太阳脉气所发。刺入三分，留七呼，灸三壮。

承光，在五处后二寸，足太阳脉气所发。刺入三分，禁不可灸。

通天，一名天臼，在承光后一寸五分，足太阳脉气所发。刺入三分，留七呼，灸三壮。

络却，一名强阳，一名脑盖，一名反行，在通天后一寸五分，足太阳脉气所发。刺入三分，留五呼，灸三壮。

玉枕，在络却后七分半，夹脑户旁一寸三分起肉枕骨上，入发际三寸，足太阳脉气所发。刺入二分，留三呼，灸三壮。

头直目上入发际五分却行至脑空凡十穴第四

临泣，当目上眦直上入发际五分陷者中，足太阳、少阳、阳维之会。刺入三分，留七呼，灸五壮。

目窗，一名至荣，在临泣后一寸，足少阳、阳维之会。刺入三分，灸五壮。

正营，在目窗后一寸，足少阳、阳维之会。刺入三分，灸五壮。

承灵，在正营后一寸五分，足少阳、阳维之会。刺入三分，灸五壮。

脑空，一名颞音热颥音儒，在承灵后一寸五分，夹玉枕骨下陷者中，足少阳、阳维之会。刺入四分，灸五壮。《素问·气府论》注云：夹枕骨后，枕骨上。

头缘耳上却行至完骨凡十二穴第五

天冲，在耳上如前三分。刺入三分，灸三壮。《气府论》注云：足太阳、少阳之会。

率谷，在耳上入发际一寸五分，足太阳、少阳之会，嚼而取之。刺入四分，灸三壮。

曲鬓，在耳上入发际，曲隅陷者中，鼓颔有空，足太阳、少阳之会。刺入三分，灸三壮。

浮白，在耳后入发际一寸，足太阳、少阳之会。刺入三分，灸二壮。《气穴》注云：灸三壮，刺入三分。

窍阴，在完骨上，枕骨下，摇动应手，足太阳、少阳之会。刺入四分，灸五壮。《气穴》注云：灸三壮，刺入三分。

完骨，在耳后入发际四分，足太阳、少阳之会。刺入二分，留七呼，灸七壮。《气穴》注云：刺入三分，灸三壮。

头自发际中央旁行凡五穴第六

喑门，一名舌横，一名舌厌，在后发际宛宛中，入系舌本，督脉、阳维之会，仰头取之。刺入四分，不可灸，灸之令人喑。《气府论》注云：去风府一寸。

天柱，在夹项后发际，大筋外廉陷者中，足太阳脉气所发。刺入二分，留六呼，灸三壮。

风池，在颞颥后发际陷者中，足少阳、阳维之会。刺入三分，留三呼，灸三壮。《气府论》注云：在耳后陷者中，按之引耳，手足少阳脉之会。刺入四分。

背自第一椎循督脉行至脊骶凡十一穴第七

《气府论》注云：第六椎下有灵台；十椎下有中枢；十六椎下有阳关。

大椎，在第一椎上陷者中，三阳、督脉之会。刺入五分，灸九壮。

陶道，在大椎节下间，督脉、足太阳之会，俯而取之。刺入五分，留五呼，灸五壮。

身柱，在第三椎节下间，督脉气所发，俯而取之。刺入五分，留五呼，灸三壮。《气府论》注云：灸五壮。

神道，在第五椎节下间，督脉气所发，俯而取之。刺入五分，留五呼，灸三壮。《气府论》注云：灸五壮。

至阳，在第七椎节下间，督脉气所发，俯而取之。刺入五分，灸三壮。

筋缩，在第九椎节下间，督脉气所发，俯而取之。刺入五分，灸三壮。《气府论》注云：灸五壮。

脊中，在第十一椎节下间，督脉气所发，俯而取之。刺入五分，不可灸，灸则令人偻。

悬枢，在第十三椎节下间，督脉气所发，伏而取之。刺入三分，灸三壮。

命门，一名属累，在第十四椎节下间，督脉气所发，伏而取之。刺入五分，灸三壮。

腰俞，一名背解，一名髓空，一名腰注，一名腰户。在第二十一椎节下间，督脉气所发。刺入二寸，留七呼，灸三壮。《气府论》注云：刺入三分，《热》注、《水穴》注同。《热穴》注作二寸，《缪刺论》同。

长强，一名气之阴郄，督脉别络，在脊骶端，少阴所结。刺入二寸，留七呼，灸三壮。《气府论》注及《水穴》注云：刺入二分。

背自第一椎两旁夹脊各一寸五分下至节凡四十二穴第八

凡五脏之俞出于背者，按其处，应在中而痛解，乃其俞也。灸之则可，刺之则不可，盛则泻之，虚则补之。以火补之者，无吹其火，须自灭也；以火泻之者，疾吹其火，拊其艾，须其火灭也。

大杼，在项第一椎下两旁各一寸五分陷者中，足太阳、手少阳之会。刺入三分，留七呼，灸七壮。《气穴论》注云：督脉别络、手足太阳三脉之会。

风门，一名热府，在第二椎下两旁各一寸五分，督脉、足太阳之会。刺入五分，留五呼，灸五壮。

肺俞，在第三椎下两旁各一寸五分。刺入三分，留七呼，灸三壮。《气府论》注云：五脏俞并足太阳脉之会。

心俞，在第五椎下两旁各一寸五分。刺入三分，留七呼，灸三壮。

膈俞，在第七椎下两旁各一寸五分。刺入三分，留七呼，灸三壮。

肝俞，在第九椎下两旁各一寸五分。刺入三分，留六呼，灸三壮。

胆俞，在第十椎下两旁各一寸五分，足太阳脉所发，正坐取之。刺入五分，灸三壮。《气府论》注云：留七呼。《痹论》云：胆、胃、三焦、大小肠、膀胱俞，并足太阳脉气所发。

脾俞，在第十一椎下两旁各一寸五分。刺入三分，留七呼，灸三壮。

胃俞，在第十二椎下两旁各一寸五分。刺入三分，留七呼，灸三壮。

三焦俞，在第十三椎下两旁各一寸五分，足太阳脉气所发。刺入五分，留七呼，灸三壮。

肾俞，在第十四椎下两旁各一寸五分。刺入三分，留七呼，灸三壮。

大肠俞，在第十六椎下两旁各一寸五分。刺入三分，留六呼，灸三壮。

小肠俞，在第十八椎下两旁各一寸五分。刺入三分，留六呼，灸三壮。

膀胱俞，在第十九椎下两旁各一寸五分。刺入三分，留六呼，灸三壮。

中膂俞，在第二十椎下两旁各一寸五分，夹脊胂而起。刺入三分，留六呼，灸三壮。

白环俞，在第二十一椎下两旁各一寸五分，足太阳脉气所发，伏而取之。刺入五分。甄权《针经》云：刺入八分，得气则泻，泻讫多补之，不宜灸。《水穴》注云：刺入五分，灸三壮。自大肠俞至此五穴并足太阳脉气所发。

上髎，在第一空腰髁下一寸，夹脊陷者中，足太阳、少阳之络。刺入二寸，留七呼，灸三壮。

次髎，在第二空夹脊陷者中。刺入三寸，留七呼，灸三壮。《铜人经》云：刺入三分，灸七壮。

中髎，在第三空夹脊陷者中。刺入二寸，留十呼，灸三壮。《铜人经》云：针入二分。

下髎，在第四空夹脊陷者中。刺入二寸，留十呼，灸三壮。《铜人经》云：针入三分。《素问·缪刺论》云：足太阳、厥阴、少阳所结。

会阳，一名利机，在阴毛骨两旁，督脉气所发。刺入八分，灸五壮。《气府论》注云：灸三壮。

背自第二椎两旁夹脊各三寸行至二十一椎下两旁夹脊凡二十六穴第九

附分，在第二椎下，附项内廉两旁各三寸，手足太阳之会。刺入八分，灸五壮。

魄户，在第三椎下两旁各三寸，足太阳脉气所发。刺入三分，灸五壮。

神堂，在第五椎下两旁各三寸陷者中，足太阳脉气所发。刺入三分，灸五壮。

譩譆，在肩髆内廉，夹第六椎下两旁各三寸，以手痛按之，病者言譩譆是穴，足太阳脉气所发。刺入六分，灸五壮。《骨空》注云：令病人呼譩譆之言，则指下动矣。灸三壮。

膈关，在第七椎下两旁各三寸陷者中，足太阳脉气所发，正坐开肩取之。刺入五分，灸五壮《气府论》注云：灸三壮。

魂门，在第九椎下两旁各三寸陷者中，足太阳脉气所发。刺入五分，灸五壮。

阳纲，在第十椎下两旁各三寸陷者中，足太阳脉气所发，正坐取之。刺入五分，灸三壮。

意舍，在第十一椎下两旁各三寸陷者中，足太阳脉气所发。刺入五分，灸三壮。

胃仓，在第十二椎下两旁各三寸陷者中，足太阳脉气所发。刺入五分，灸三壮。

肓门，在第十三椎下两旁各三寸叉肋间，足太阳脉气所发。刺入五分，灸三十壮。异《经》云：与鸠尾相值。

志室，在第十四椎下两旁各三寸陷者中，足太阳脉气所发，正坐取之。刺入五分，灸三壮。《气府》注云：灸五壮。

胞肓，在第十九椎下两旁各三寸陷者中，足太阳脉气所发，伏而取之。刺入五分，灸三壮。《气府》注云：灸五壮。

秩边，在第二十一椎下两旁各三寸陷者中，足太阳脉气所发，伏而取之。刺入五分，灸三壮。

面凡二十九穴第十

悬颅，在曲周颞颥中，足少阳脉气所发。刺入三分，留三呼，灸三壮。《气府》注云：在曲周上颞颥中。

颔厌，在曲周颞颥上廉，手足少阳、足阳明之会。刺入七分，留七呼，灸三壮。《气府》注云：在曲周颞颥之上。刺深令人耳无闻。

悬厘，在曲周颞颥下廉，手足少阳、阳明之会。刺入三分，留七呼，灸三壮。《气府》注云：在曲周颞颥之上。刺深令人耳无闻。

阳白，在眉上一寸直瞳子，足少阳、阳维之会。刺入三分，灸三壮。《气府》注云：足阳明、阴维二脉之会。今详阳明之经不到于此，又阴维不与阳明会，疑《素问》注非是。

攒竹，一名员柱，一名始光，一名夜光，一名明光。在眉头陷者中，足太阳脉气所发。刺入三分，留六呼，灸三壮。

丝竹空，一名目髎，在眉后陷者中，足少阳脉气所发。刺入三分，留三呼，不可灸，灸之不幸，令人目小及盲。《气府论》注云：手少阳。又云：留六呼。

睛明，一名泪孔，在目内眦，手足太阳、足阳明之会。刺入六分，留六呼，灸三壮。《气府论》注云：手足太阳、足阳明、阴阳跷五脉之会。

瞳子髎，在目外去眦五分，手太阳、手足少阳之会。刺入三分，灸三壮。

承泣，一名鼷穴，一名面髎。在目下七分，直目瞳子，阳跷、任脉、足阳明之会。刺入三分，不可灸。

四白，在目下一寸，面頄骨即颧骨颧空。足阳明脉气所发。刺入三分，灸七壮。《气府论》注云：刺入四分，不可灸。

颧髎，一名兑骨，在面頄骨下廉陷者中，手少阳、太阳之会。刺入三分。

素髎，一名面王，在鼻柱端，督脉气所发。刺入三分，禁灸。

迎香，一名冲阳，在禾髎上，鼻下孔旁，手足阳明之会。刺入三分。

巨髎，在夹鼻孔旁八分，直瞳子，跷脉、足阳明之会。刺入三分。

禾髎，一名顪，在直鼻孔下，夹水沟旁五分，手阳明脉气所发。刺入三分。

水沟，在鼻柱下人中，督脉、手阳明之会，直唇取之。刺入三分，留七呼，灸三壮。

兑端，在唇上端，手阳明脉气所发。刺入二分，留六呼，灸三壮。

龈交，在唇内齿上龈缝中。刺入三分，灸三壮。《气府论》注云：任督脉二经之会。

地仓，一名会维，夹口旁四分如近下是，跷脉、手足阳明之会。刺入三分。

承浆，一名天池，在颐前唇之下，足阳明、任脉之会，开口取之。刺入三分，留六呼，灸三壮。《气府论》注云：作五呼。

颊车，在耳下曲颊端陷者中，开口有孔，足阳明脉气所发。刺入三分，灸三壮。

大迎，一名髓孔，在曲颔前一寸三分骨陷者中动脉，足阳明脉气所发。刺入三分，留七呼，灸三壮。

耳前后凡二十穴第十一

上关，一名客主人，在耳前上廉起骨，开口有孔，手少阳、足阳明之会。刺入三分，留七呼，灸三壮。刺太深令人耳无闻。《气府论》注云：手足少阳、足阳明三脉之会。《气穴》、《刺禁》注与《甲乙经》同。

下关，在客主人下，耳前动脉下空下廉，合口有孔，张口即闭，足阳明、少阳之会。刺入三分，留七呼，灸三壮。耳中有干擿音適抵，不可灸。擿抵，一作適之；不可灸，一作针，久留针。

耳门，在耳前起肉当耳缺者。刺入三分，留三呼，灸三壮。

和髎，在耳前兑发下横动脉，手足少阳、手太阳之会。刺入三分，灸三壮。《气府论》注云：手足少阳二脉之会。

听会，在耳前陷者中，张口得之，动脉应手，手少阳脉气所发。刺入四分，灸三壮。《缪刺》注云：正当手阳明脉之分。

听宫，在耳中珠子，大如赤小豆，手足少阳、手太阳之会。刺入三分，灸三壮。《气穴》注云：刺入一分。

角孙，在耳廓中间，开口有孔，手足少阳、手阳明之会。刺入三分，灸三壮。《气府论》注云：在耳上廓表之间，发际之下，手太阳、手足少阳三脉之会。

瘈脉，一名资脉，在耳本后鸡足青络脉。刺出血如豆。

颅息，在耳后间青络脉，足少阳脉气所发。刺入一分，出血多则杀人，灸三壮。

翳风，在耳后陷者中，按之引耳中，手足少阳之会。刺入四分，灸三壮。

颈凡十七穴第十二

廉泉，一名本池，在颔下结喉上舌本下，阴维、任脉之会。刺入二分，留三呼，灸三壮。《气府论》注云：刺入三分。

人迎，一名天五会，在颈大脉动应手，夹结喉旁，以候五脏气，足阳明脉气所发。禁不可灸，刺入四分，过深不幸杀人。《素问·阴阳类论》注云：人迎在结喉旁一寸五分，动脉应手。

天窗，一名窗笼，在曲颊下扶突后，动脉应手陷者中，手太阳脉气所发。刺入六分，灸三壮。

天牖，在颈筋间，缺盆上，天容后，天柱前，完骨下，发际上，手少阳脉气所发。刺入一寸，灸三壮。

天容，在耳曲颊后，手少阳脉气所发。刺入一寸，灸三壮。

水突，一名水门，在颈大筋前，直人迎下，气舍上，足阳明脉气所发。刺入一寸，灸三壮。

气舍，在颈，直人迎夹天突陷者中，足阳明脉气所发。刺入三分，灸三壮。

扶突，一名水穴，在曲颊下一寸，人迎后，手阳明脉气所发。刺入三分，灸三壮。《针经》云：在气舍后一寸五分。

天鼎，在颈缺盆上，直扶突，气舍后一寸五分，手阳明脉气所发。刺入四分，灸三壮。《气府论》注云：在气舍后半寸。

肩凡二十八穴第十三

肩井，在肩上陷者中，缺盆上，大骨前，手足少阳、阳维之会。刺入五分，灸五壮。《气府论》注云：灸三壮。

肩贞，在肩曲胛下两骨解间，肩髃后陷者中，手太阳脉气所发。刺入八分，灸三壮。

巨骨，在肩端上行两叉骨间陷者中，手阳明、跷脉之会。刺入一寸五分，灸五壮。《气府论》注云：灸三壮。

天髎，在肩缺盆中，毖骨之际陷者中，手少阳、阳维之会。刺入八分，灸三壮。

肩髃，在肩端两骨间，手阳明、跷脉之会。刺入六分，留六呼，灸三壮。

肩髎，在肩端臑上，斜举臂取之。刺入七分，灸三壮。《气府论》注云：手少阳脉气所发。

臑俞，在肩髎后大骨下，胛上廉陷者中，手足太阳、阳维、跷脉之会，举臂取之。刺入八分，灸三壮。

秉风，在夹天髎外，肩上小髃骨后，举臂有空，手阳明、太阳、手足少阳之会，举臂取之。刺入五分，灸五壮。《气府论》注云：灸三壮。

天宗，在秉风后大骨下陷者中，手太阳脉气所发。刺入五分，留六呼，灸三壮。

肩外俞，在肩胛上廉，去脊三寸陷者中。刺入六分，灸三壮。

肩中俞，在肩胛内廉，去脊二寸陷者中。刺入三分，留七呼，灸三壮。

曲垣，在肩中央曲胛陷者中，按之动脉应手。刺入九分，灸十壮。

缺盆，一名天盖，在肩上横骨陷者中。刺入三分，留七呼，灸三壮。刺太深，令人逆息。《骨空论》注云：手阳明脉气所发；《气府论》注云：足阳明脉气所发。

臑会，一名臑髎，在臂前廉，去肩头三寸，手阳明之络。刺入五分，灸五壮。《气府论》注云：手阳明、手少阳结脉之会。

胸自天突循任脉下行至中庭凡七穴第十四

天突，一名玉户，在颈结喉下二寸《气府论》注云：五寸中央宛宛中，阴维、任脉之会。低头取之。刺入一寸，留七呼，灸三壮。《气府论》注云：灸五壮。

璇玑，在天突下一寸中央陷者中，任脉气所发，仰头取之。刺入三分，灸五壮。

华盖，在璇玑下一寸陷者中，任脉气所发，仰头取之。刺入三分，灸五壮。

紫宫，在华盖下一寸六分陷者中，任脉气所发，仰头取之。刺入三分，灸五壮。

玉堂，一名玉英，在紫宫下一寸六分陷者中，任脉气所发，仰头取之。刺入三分，灸五壮。

膻中，一名元儿，在玉堂下一寸六分，直两乳间陷者中，任脉气所发，仰而取之。刺入三分，灸五壮。

中庭，在膻中下一寸六分陷者中，任脉气所发，仰而取之。刺入三分，灸五壮。

胸自输府夹任脉两旁各二寸下行至步廊凡十二穴第十五

输府，在巨骨下，去璇玑旁各二寸陷者中，足少阴脉气所发，仰而取之。刺入四分，灸五壮。

彧中，在输府下一寸六分陷者中，足少阴脉气所发，仰而取之。刺入四分，灸五壮。

神藏，在彧中下一寸六分陷者中，足少阴脉气所发，仰而取之。刺入四分，灸五壮。

灵墟，在神藏下一寸六分陷者中，足少阴脉气所发，仰而取之。刺入四分，灸五壮。

神封，在灵墟下一寸六分陷者中，足少阴脉气所发，仰而取之。刺入四分，灸五壮。

步廊，在神封下一寸六分陷者中，足少阴脉气所发，仰而取之。刺入四分，灸五壮。

胸自气户夹输府两旁各二寸下行至乳根凡十二穴第十六

气户，在巨骨下，输府两旁各二寸陷者中，足阳明脉气所发，仰而取之。刺入四分，灸五壮。《气府论》注云：去膺窗上四寸八分，灸三壮。

库房，在气户下一寸六分陷者中，足阳明脉气所发，仰而取之。刺入四分，灸五壮。《气府论》注云：灸三壮。

屋翳，在库房下一寸六分陷者中，足阳明脉气所发，仰而取之。刺入四分，灸五壮。《气府论》注云：在气户下三寸二分，灸三壮。

膺窗，在屋翳下一寸六分。刺入四分，灸五壮。《气府论》注云：在胸两旁夹中行各四寸，巨骨下四寸八分陷者中，足阳明脉气所发，仰而取之。

乳中，禁不可刺灸，灸刺之不幸生蚀疮，疮中有脓血清汁者可治，疮中有息肉若蚀疮者死。

乳根，在乳下一寸六分陷者中，足阳明脉气所发，仰而取之。刺入四分，灸五壮。《气府论》注云：灸一壮。

胸自云门夹气户两旁各二寸下行至食窦凡十二穴第十七

云门，在巨骨下，气户两旁各二寸陷者中，动脉应手，太阴脉气所发，举臂取之。刺入七分，灸五壮，刺太深令人逆息。《气穴论》注云：在巨骨下，任脉两旁各六寸。《刺热穴论》注云：手太阴脉气所发。

中府，肺之募也，一名膺中俞。在云门下一寸，乳上三肋间陷者中，动脉应手，仰而取之，手足太阴之会。刺入三分，留五呼，灸五壮。

周荣，在中府下一寸六分陷者中，足太阴脉气所发，仰而取之。刺入四分，灸五壮。

胸乡，在周荣下一寸六分陷者中，足太阴脉气所发，仰而取之。刺入四分，灸五壮。

天溪，在胸乡下一寸六分陷者中，足太阴脉气所发，仰而取之。刺入四分，灸五壮。

食窦，在天溪下一寸六分陷者中，足太阴脉气所发，举臂取之。刺入四分，灸五壮。《气穴论》注云：手太阴脉气所发。

腋胁下凡八穴第十八

渊腋，在腋下三寸宛宛中，举臂取之。刺入三分，不可灸，灸之不幸生肿蚀。马刀疡内溃者死，寒热生马疡可治。《气穴论》注云：足少阳脉气所发。

大包，在渊腋下三寸，脾之大络，布胸胁中，出九肋间及季胁端，别络诸阴者。刺入三分，灸三壮。

辄筋，在腋下三寸，复前行一寸著胁，足少阳脉气所发。刺入六分，灸三壮。

天池，一名天会，在乳后一寸《气府论》注云：二寸，腋下三寸，著胁直掖撅肋间，手心主、足少阳脉之会。刺入七分，灸三壮。《气府论》注云：刺入三分。

腹自鸠尾循任脉下行至会阴凡十五穴第十九

鸠尾，一名尾翳，一名髑骭。在臆前蔽骨下五分，任脉之别。不可灸刺。鸠尾盖心上，人无蔽骨者，当从上歧骨度下行一寸半。《气府论》注云：一寸为鸠尾处。若不为鸠尾处，则针巨阙者中心。人有鸠尾短者，少饶令强一寸。

巨阙，心募也，在鸠尾下一寸，任脉气所发。刺入六分，留七呼，灸五壮。《气府论》注云：刺入一寸六分。

上脘，在巨阙下一寸五分，去蔽骨三寸，任脉、足阳明、手太阳之会。刺入八分，灸五壮。

中脘，一名太仓，胃募也。在上脘下一寸，居心蔽骨与脐之中，手太阳、少阳、足阳明所生，任脉之会。刺入一寸二分，灸七壮。《九卷》云：髑骭至脐八寸。太仓居其中，为脐上四寸。吕广撰《募腧经》云太仓在脐上三寸，非也。

建里，在中脘下一寸。刺入五分，留十呼，灸五壮。《气府论》注云：刺入六分，留七呼。

下脘，在建里下一寸，足太阴、任脉之会。刺入一寸，灸五壮。

水分，在下脘下一寸，脐上一寸，任脉气所发。刺入一寸，灸五壮。

脐中，禁不可刺，刺之令人恶疡，遗矢者死不治，灸三壮。

阴交，一名少因，一名横户。在脐下一寸，任脉、气冲之会。刺入八分，灸五壮。

气海，一名脖胦，一名下肓。在脐下一寸五分，任脉气所发。刺入一寸三分，灸五壮。

石门，三焦募也，一名利机，一名精露，一名丹田，一名命门。在脐下二寸，任脉气所发。刺入五分，留十呼，灸三壮，女子禁不可灸中央，不幸使人绝子。《气府论》注去：刺入六分，留七呼，灸五壮。

关元，小肠募也，一名次门。在脐下三寸，足三阴、任脉之会。刺入二寸，留七呼，灸七壮。《气府论》注云：刺入一寸二分。

中极，膀胱募也，一名气原，一名玉泉。在脐下四寸，足三阴、任脉之会。刺入二寸，留七呼，灸三壮。《气府论》注云：刺入一寸二分。

曲骨，在横骨上，中极下一寸毛际陷者中，动脉应手，任脉、足厥阴之会。刺入一寸五分，留七呼，灸三壮。《气府论》注云：自鸠尾至曲骨十四穴，并任脉气所发。

会阴，一名屏翳，在大便前、小便后两阴之间，任脉别络，夹督脉、冲脉之会。刺入二寸，留三呼，灸三壮。《气府论》注云：留七呼。

腹自幽门夹巨阙两旁各半寸循冲脉下行至横骨凡二十二穴第二十

幽门，一名上门，在巨阙两旁各五分陷者中，冲脉、足少阴之会。刺入五分，灸五壮。《气府论》注云：刺入一寸。

通谷，在幽门下一寸陷者中，冲脉、足少阴之会。刺入五分，灸五壮。《气府论》注云：刺入一寸。

阴都，一名食宫，在通谷下一寸，冲脉、足少阴之会。刺入一寸，灸五壮。

石关，在阴都下一寸，冲脉、足少阴之会。刺入一寸，灸五壮。

商曲，在石关下一寸，冲脉、足少阴之会。刺入一寸，灸五壮。

肓俞，在商曲下一寸，直脐旁五分，冲脉、足少阴之会。刺入一寸，灸五壮。

中注，在肓俞下五分，冲脉、足少阴之会。刺入一寸，灸五壮。《素问·水穴论》注云：在脐下五分，两旁相去任脉各五分。

四满，一名髓府，在中注下一寸，冲脉、足少阴之会。刺入一寸，灸五壮。

气穴，一名胞门，一名子户。在四满下一寸，冲脉、足少阴之会。刺入一寸，灸五壮。

大赫，一名阴维，一名阴关。在气穴下一寸，冲脉、足少阴之会。刺入一寸，灸五壮。

横骨，一名下极，在大赫下一寸，冲脉、足少阴之会。刺入一寸，灸五壮。

腹自不容夹幽门两旁各一寸五分至气冲凡二十四穴第二十一

不容，在幽门旁一寸五分，去任脉二寸，直四肋端，相去四寸，足阳明脉气所发。刺入五分，灸五壮。《气府论》注云：刺入八分。又云：下至太乙各上下相去一寸。

承满，在不容下一寸，足阳明脉气所发。刺入八分，灸五壮。

梁门，在承满下一寸，足阳明脉气所发。刺入八分，灸五壮。

关门，在梁门下，太乙上足阳明脉中间穴外延，足阳明脉气所发。刺入八分，灸五壮。

太乙，在关门下一寸，足阳明脉气所发。刺入八分，灸五壮。

滑肉门，在太乙下一寸，足阳明脉气所发。刺入八分，灸五壮。

天枢，大肠募也，一名长溪，一名谷门。去肓俞一寸五分，夹脐两旁各二寸陷者中，足阳明脉气所发。刺入五分，留七呼，灸三壮。《气府论》注云：在滑肉门下一寸，正当脐。

外陵，在天枢下，大巨上，足阳明脉气所发。刺入八分，灸五壮。《气府论》注云：在天枢下一寸。《水穴论》注云：在脐下一寸，两旁去冲脉各一寸五分。

大巨，一名液门，在长溪下二寸，足阳明脉气所发。刺入八分，灸五壮。《气府论》注云：在外陵下一寸。

水道，在大巨下三寸，足阳明脉气所发。刺入二寸五分，灸五壮。

归来，一名溪穴，在水道下二寸。刺入八分，灸五壮。《水穴论》注云：足阳明脉气所发。

气冲，在归来下，鼠鼷上一寸。动脉应手，足阳明脉气所发。刺入三分，留七呼，灸三壮，灸之不幸使人不得息。《刺热论》注云：在腹脐下横骨两端鼠鼷上一寸。《刺禁论》注云：在腹下夹脐两旁，相去四寸，鼠鼷上一寸，动脉应手。《骨空》注云：在毛际两旁，鼠鼷上一寸。

腹自期门上直两乳夹不容两旁各一寸五分下行至冲门凡十四穴第二十二

期门，肝募也，在第二肋端，不容傍各一寸五分，上直两乳，足太阴、厥阴、阴维之会，举臂取之。刺入四分，灸五壮。

日月，胆募也，在期门下五分，足太阴、少阳之会。刺入七分，灸五壮。《气府论》注云：在第三肋端，横直心蔽骨旁各二寸五分，上直两乳。

腹哀，在日月下一寸五分，足太阴、阴维之会。刺入七分，灸五壮。

大横，在腹哀下三寸，直脐旁，足太阴、阴维之会。刺入七分，灸五壮。

腹结，一名腹屈，在大横下一寸三分。刺入七分，灸五壮。

府舍，在腹结下三寸，足太阴、阴维、厥阴之会。此脉上下入腹络胸，结心肺，从胁上至肩，此太阴郄，三阴阳明支别。刺入七分，灸五壮。

冲门，一名慈宫，上去大横五寸，在府舍下，横骨两端约纹中动脉，足太阴、阴维之会。刺入七分，灸五壮。

腹自章门下行至居髎凡十二穴第二十三

章门，脾募也，一名长平，一名胁髎。在大横外直脐季胁端，足厥阴、少阳之会。侧卧屈上足，伸下足，举臂取之。刺入八分，留六呼，灸三壮。

带脉，在季胁下一寸八分。刺入六分，灸五壮。《气府论》注云：足少阳、带脉二经之会。

五枢，在带脉下三寸。一曰：在水道旁一寸五分。刺入一寸，灸五壮。《气府论》注云：足少阳、带脉二经之会。

京门，肾募也，一名气府，一名气俞。在监骨下腰中季胁本夹脊。刺入三分，留七呼，灸三壮。

维道，一名外枢，在章门下五寸三分，足少阳、带脉之会。刺入八分，灸三壮。

居髎，在长平下八寸三分，监骨上陷者中，阳跷、足少阳之会。刺入八分，灸三壮。《气府论》注云：监骨作髂骨。

手太阴及臂凡一十八穴第二十四

黄帝问曰：愿闻五脏六腑所出之处。岐伯对曰：五脏五输，五五二十五输；六腑六输，六六三十六输。经脉十二，络脉十五，凡二十七气上下行。所出为井，所溜为荥，所注为输，所过为原，所行为经，所入为合。别而言之则所注为输；总而言之，则手太阴井也、荥也、原也、经也、合也，皆谓之输。非此六者谓之间。

凡穴，手太阴之脉，出于大指之端内侧，循白肉际，至本节后太渊，溜以澹，外屈本指以下一作本于上节，内屈与诸阴络会于鱼际，数脉并注疑此处有缺文，其气滑利，伏行壅骨之下，外屈一本下有出字于寸口而行，上至于肘内廉，入于大筋之下，内屈上行臑阴入腋下，内屈走肺，此顺行逆数之屈折也。

肺出少商，少商者，木也。在手大指端内侧，去爪甲如韭叶，手太阴脉之所出也，为井。刺入一分，留一呼，灸一壮《气穴论》注云：灸三壮。

鱼际者，火也。在手大指本节后内侧散脉中，手太阴脉之所溜也，为荥。刺入二分，留三呼，灸三壮。

太渊者，土也。在掌后陷者中，手太阴脉之所注也，为输。刺入二分，留二呼，灸三壮。

经渠者，金也。在寸口陷者中，手太阴脉之所行也，为经。刺入三分，留三呼，不可灸，灸之伤人神明。

列缺，手太阴之络，去腕上一寸五分，别走阳明者。刺入三分，留三呼，灸五壮。

孔最，手太阴之郄，去腕七寸，专此处缺文金二七，水之父母。刺入三分，灸五壮。

尺泽者，水也。在肘中约上动脉，手太阴脉之所入也，为合。刺入三分，灸三壮。《素问·气穴论》注云：留三呼。

侠白，在天府下，去肘五寸动脉中，手太阴之别。刺入四分，留三呼，灸五壮。

天府，在腋下三寸，臂臑内廉动脉中，手太阴脉气所发。禁不可灸，灸之令人逆气；刺入四分，留三呼。

手厥阴心主及臂凡一十六穴第二十五

手心主之脉，出于中指之端，内屈中指内廉，以上留于掌中，伏一本以下有行字两骨之间，外屈两筋之间，骨肉之际，其气滑利，上二寸外屈一本下有出字行两筋之间，上至肘内廉，入于小筋之下一本下有留字，两骨之会，上入于胸中，内络心胞。

心主出中冲，中冲者，木也。在手中指之端，去爪甲如韭叶陷者中，手心主脉之所出也，为井，刺入一分，留三呼，灸一壮。

劳宫者，火也。一名五里。在掌中央动脉中，手心主脉之所溜也，为荥。刺入三分，留六呼，灸三壮。

大陵者，土也。在掌后两筋间陷者中，手心主脉之所注也，为输。刺入六分，留七呼，灸三壮。

内关，手心主络，在掌后去腕二寸，别走少阳。刺入二分，灸五壮。

间使者，金也。在掌后三寸两筋间陷者中，手心主脉之所行也，为经。刺入六分，留七呼，灸三壮。

郄门，手心主郄，去腕五寸。刺入三分，灸三壮。

曲泽者，水也。在肘内廉下陷者中，屈肘得之，手心主脉之所入也，为合。刺入三分，留七呼，灸三壮。

天泉，一名天温。在曲腋下，去臂二寸，举腋取之。刺入六分，灸三壮。

手少阴及臂凡一十六穴第二十六

黄帝问曰：手少阴之脉独无腧，何也？岐伯对曰：少阴者，心脉也，心者，五脏六腑之大主也，为帝王，精神之舍也。其脏坚固，邪弗能容也，容之则心伤，心伤则神去，神去则死矣。故诸邪之在于心者，皆在心之包络，包络者，心主之脉也，故独无腧焉。问曰：少阴脉独无腧者，心不病乎？对曰：其外经脉病而脏不病，故独取其经于掌后兑骨之端，其余脉出入曲折，皆如手少阴少阴“少”字宜作“太”字，《铜人经》作“厥”字、心主之脉行也。故本腧者皆因其气之虚实疾徐以取之，是谓因冲而泄，因衰而补。如是者，邪气得去，真气坚固，是谓因天之叙。

心出少冲，少冲者，木也。一名经始。在手小指内廉之端，去爪甲如韭叶，手少阴脉之所出也，为井。刺入一分，留一呼，灸一壮。少阴八穴，其七有治，一无治者，邪弗能容也，故曰无腧焉。

少府者，火也。在手小指本节后陷者中，直劳宫，手少阴脉之所溜也，为荥。刺入三分，灸三壮。

神门者，土也。一名兑冲，一名中都。在掌后兑骨之端陷者中，手少阴脉之所注也，为输。刺入三分，留七呼，灸三壮。《素问·阴阳论》注云：神门在掌后五分，当小指间。

阴郄，手少阴郄，在掌后脉中，去腕五分。刺入三分，灸三壮。《阴阳论》注云：当小指之后。

通里，手少阴络，在腕后一寸，别走太阳。刺入三分，灸三壮。

灵道者，金也。在掌后一寸五分，或曰一寸，手少阴脉之所行也，为经。刺入三分，灸三壮。

少海者，水也。一名曲节。在肘内廉节后陷者中，动脉应手，手少阴脉之所入也，为合。刺入五分，灸三壮。

极泉，在腋下筋间动脉入胸中，手少阴脉气所发。刺入三分，灸五壮。

手阳明及臂凡二十八穴第二十七

大肠合手阳明，出于商阳。商阳者，金也，一名绝阳。在手大指次指内侧，去爪甲如韭叶，手阳明脉之所出也，为井。刺入一分，留一呼，灸三壮。

二间者，水也。一名间谷。在手大指次指本节前内侧陷者中，手阳明脉之所溜也，为荥。刺入三分，留六呼，灸三壮。

三间者，木也。一名少谷。在手大指次指本节后内侧陷者中，手阳明脉之所注也，为输。刺入三分，留三呼，灸三壮。

合谷，一名虎口。在手大指次指间，手阳明脉之所过也，为原。刺入三分，留六呼，灸三壮。

阳溪者，火也。一名中魁。在腕中上侧两筋间陷者中，手阳明脉之所行也，为经。刺入三分，留七呼，灸三壮。

偏历，手阳明络，在腕后三寸，别走太阴者。刺入三分，留七呼，灸三壮。

温溜，一名逆注，一名蛇头，手阳明郄。在腕后少士五寸，大士六寸。刺入三分，灸三壮。大士少士，谓大人小儿也。

下廉，在辅骨下，去上廉一寸，怒辅齐兑肉，其分外邪。刺入五分，留五呼，灸三壮。

上廉，在三里下一寸，其分抵阳明之会外邪。刺入五分，灸五壮。

三里，在曲池下二寸，按之肉起兑肉之端。刺入三分，灸三壮。

曲池者，土也。在肘外辅，屈肘曲骨之中，手阳明脉之所入也，为合。以手按胸取之。刺入五分，留七呼，灸三壮。

肘髎，在肘大骨外廉陷者中。刺入四分，灸三壮。

五里，在肘上三寸，行向里大脉中央。禁不可刺，灸十壮。左取右，右取左。

臂臑，在肘上七寸䐃肉端，手阳明络之会。刺入三分，灸三壮。

手少阳及臂凡二十四穴第二十八

三焦上合手少阳，出于关冲。关冲者，金也。在小指次指之端，去爪甲角如韭叶，手少阳脉之所出也，为井。刺入一分，留三呼，灸三壮。

液门者，水也。在小指次指间陷者中，手少阳脉之所溜也，为荥。刺入三分，灸三壮。

中渚者，木也。在手小指次指本节后陷者中，手少阳脉之所注也，为输。刺入二分，留三呼，灸三壮。

阳池，一名别阳。在手表腕上陷者中，手少阳脉之所过也，为原。刺入二分，留三呼，灸三壮《铜人经》云：不可灸。

外关，手少阳络，在腕后二寸陷者中，别走心者。刺入三分，留七呼，灸三壮。

支沟者，火也。在腕后三寸两骨之间陷者中，手少阳脉之所行也，为经。刺入二分，留七呼，灸三壮。

会宗，手少阳郄，在腕后三寸空中。刺入三分，灸三壮。

三阳络，在臂上大交脉，支沟上一寸。不可刺，灸五壮。

四渎，在肘前五寸外廉陷者中。刺入六分，留七呼，灸三壮。

天井者，土也。在肘外大骨之后，肘后一寸两筋间陷者中，屈肘得之，手少阳脉之所入也，为合。刺入一寸，留七呼，灸三壮。

清泠渊，在肘上三寸，伸肘举臂取之。刺入三分，灸三壮。

消泺，在肩下臂外开腋斜肘分下行。刺入六分，灸三壮。《气府论》注云：手少阳脉之会。

手太阳凡一十六穴第二十九

小肠上合手太阳，出于少泽。少泽者，金也，一名小吉。在手小指之端去爪甲一分陷者中，手太阳脉之所出也，为井。刺入一分，留二呼，灸一壮。

前谷者，水也。在手小指外侧本节前陷者中，手太阳脉之所溜也，为荥。刺入一分，留三呼，灸三壮。

后溪者，木也。在手小指外侧本节后陷者中，手太阳脉之所注也，为输。刺入一分，留二呼，灸一壮。

腕骨，在手外侧腕前起骨下陷者中，手太阳脉之所过也，为原。刺入二分，留三呼，灸三壮。

阳谷者，火也。在手外侧腕中兑骨下陷者中，手太阳脉之所行也，为经。刺入二分，留二呼，灸三壮。《气穴论》注云：留三呼。

养老，手太阳郄，在手踝骨上一空，腕后一寸陷者中。刺入三分，灸三壮。

支正，手太阳络，在肘后一本作腕后五寸，别走少阴者。刺入三分，留七呼，灸三壮。

小海者，土也。在肘内大骨外，去肘端五分陷者中，屈肘乃得之。手太阳脉之所入也，为合。刺入二分，留七呼，灸七壮。《气穴论》注云：作少海。

足太阴及股凡二十二穴第三十

脾出隐白，隐白者，木也。在足大指端内侧，去爪甲如韭叶，足太阴脉之所出也，为井。刺入一分，留三呼，灸三壮。

大都者，火也。在足大指本节后陷者中，足太阴脉之所溜也，为荥。刺入三分，留七呼，灸三壮。

太白者，土也。在足内侧核骨下陷者中，足太阴脉之所注也，为输。刺入三分，留七呼，灸三壮。

公孙，在足大指本节后一寸，别走阳明，太阴络也。刺入四分，留二十呼，灸三壮。

商丘者，金也。在足内踝下微前陷者中，足太阴脉之所行也，为经。刺入三分，留七呼，灸三壮。《气穴论》注云：刺入四分。

三阴交，在内踝上三寸骨下陷者中，足太阴、厥阴、少阴之会。刺入三分，留七呼，灸三壮。

漏谷，在内踝上六寸骨下陷者中，足太阴络。刺入三分，留七呼，灸三壮。

地机，一名脾舍，足太阴郄。别走上一寸，空在膝下五寸。刺入三分，灸五壮。

阴陵泉者，水也。在膝下内侧辅骨下陷者中，伸足乃得之，足太阴脉之所入也，为合。刺入五分，留七呼，灸三壮。

血海，在膝髌上内廉白肉际二寸半，足太阴脉气所发。刺入五分，灸五壮。

箕门，在鱼腹上越筋间，动脉应手，太阴市内，足太阴脉气所发。一云：在股上起筋间。此当是。刺入三分，留六呼，灸三壮。《素问·三部九候论》注云：直五里下，宽巩足单衣，沉取乃得之，动脉应于手。

足厥阴及股凡二十二穴第三十一

肝出大敦，大敦者，木也。在足大指端，去爪甲如韭叶及三毛中，足厥阴脉之所出也，为井。刺入三分，留十呼，灸三壮。

行间者，火也。在足大指间动脉陷者中，足厥阴脉之所溜也，为荥。刺入六分，留十呼，灸三壮。

太冲者，土也。在足大指本节后二寸，或曰一寸五分陷者中，足厥阴脉之所注也，为输。刺入三分，留十呼，灸三壮。《素问·刺腰痛论》注云：在足大指本节后内间二寸陷者中，动脉应手。

中封者，金也。在足内踝前一寸，仰足取之陷者中，伸足乃得之，足厥阴脉之所行也，为经。刺入四分，留七呼，灸三壮。《气穴论》注云：在内踝前一寸五分。

蠡沟，足厥阴之络，在足内踝上五寸，别走少阳。刺入二分，留三呼，灸三壮。

中郄，一名中都，足厥阴郄。在内踝上七寸胻骨中，与少阴相直。刺入三分，灸五壮。

膝关，在犊鼻下二寸陷者中，足厥阴脉气所发。刺入四分，灸五壮。

曲泉者，水也。在膝内辅骨下，大筋上，小筋下陷者中，屈膝得之，足厥阴脉之所入也，为合。刺入六分，留十呼，灸三壮。

阴包，在膝上四寸股内廉两筋间，足厥阴别走此处有缺。刺入六分，灸三壮。

五里，在阴廉下，去气冲三寸阴股中动脉。刺入六分，灸五壮。《外台秘要》作：去气冲三寸，去阴廉二寸。

阴廉，在羊矢下，去气冲二寸动脉中，刺入八分，灸三壮。

足少阴及股并阴跷阴维凡二十穴第三十二

肾出涌泉，涌泉者，木也。一名地冲。在足心陷者中，屈足卷指宛宛中，足少阴脉之所出也，为井。刺入三分，留三呼，灸三壮。

然谷者，火也。一名龙渊。在足内踝前起大骨下陷者中，足少阴脉之所溜也，为荥。刺入三分，留三呼，灸三壮。刺之多见血，使人立饥欲食。

太溪者，土也。在足内踝后跟骨上动脉陷者中，足少阴脉之所注也，为输。刺入三分，留七呼，灸三壮。

大钟，在足跟后冲中，别走太阳，足少阴络。刺入二分，留七呼，灸三壮。《素问·水热穴论》注云：在内踝后。《刺腰痛论》注云：在足跟后冲中动脉应手。

照海，阴跷脉所生，在足内踝下。刺入四分，留六呼，灸三壮。

水泉，足少阴郄，去太溪下一寸，在内踝下。刺入四分，灸五壮。

复溜者，金也。一名伏白，一名昌阳。在足内踝上二寸陷者中，足少阴脉之所行也，为经。刺入三分，留三呼，灸五壮。《刺腰痛论》注云：在内踝上二寸动脉。

交信，在足内踝上二寸，少阴前，太阴后，筋骨间，阴跷之郄。刺入四分，留五呼，灸三壮。

筑宾，阴维之郄，在足内踝上腨分中。刺入三分，灸五壮。《刺腰痛论》注云：在内踝后。

阴谷者，水也。在膝内辅骨后，大筋之下，小筋之上，按之应手，屈膝得之，足少阴脉之所入也，为合。刺入四分，灸三壮。

足阳明及股凡三十穴第三十三

胃出厉兑，厉兑者，金也。在足大指次指之端，去爪甲如韭叶，足阳明脉之所出也，为井。刺入一分，留一呼，灸三壮。

内庭者，水也。在足大指次指外间陷者中，足阳明脉之所溜也，为荥。刺入三分，留二十呼，灸三壮。《气穴论》注云：留十呼，灸三壮。

陷谷者，木也。在足大指次指外间本节后陷者中，去内庭二寸，足阳明脉之所注也，为输。刺入五分，留七呼，灸三壮。

冲阳，一名会原。在足趺上五寸骨间动脉上，去陷谷三寸，足阳明脉之所过也，为原。刺入三分，留十呼，灸三壮。

解溪者，火也。在冲阳后一寸五分，腕上陷者中，足阳明脉之所行也，为经。刺入五分，留五呼，灸三壮。《气穴论》注云：二寸五分；《刺疟论》注云：三寸五分。

丰隆，足阳明络也，在外踝上八寸，下廉胻外廉陷者中，别走太阴者。刺入三分，灸三壮。

巨虚下廉，足阳明与小肠合，在上廉下三寸。刺入三分，灸三壮。《气穴论》注云：足阳明脉气所发。

条口，在下廉上一寸，足阳明脉气所发。刺入八分，灸三壮。

巨虚上廉，足阳明与大肠合，在三里下三寸。刺入八分，灸三壮。《气穴论》注云：在犊鼻下六寸，足阳明脉气所发。

三里者，土也。在膝下三寸，胻外廉，足阳明脉之所入也，为合。刺入一寸五分，留七呼，灸三壮。《素问》云：在膝下三寸，胻外廉两筋间分间。

犊鼻，在膝髌下，胻上夹解大筋中，足阳明脉气所发。刺入六分，灸三壮。

梁丘，足阳明郄，在膝上二寸两筋间。刺入三分，灸三壮。

阴市，一名阴鼎。在膝上三寸伏兔下，若拜而取之，足阳明脉气所发。刺入三分，留七呼，禁不可灸。《刺腰痛论》注云：伏兔下陷者中，灸三壮。

伏兔，在膝上六寸起肉间，足阳明脉气所发。刺入五分，禁不可灸。

髀关，在膝上伏兔后交分中。刺入六分，灸三壮。

足少阳及股并阳维四穴凡二十八穴第三十四

胆出于窍阴，窍阴者，金也。在足小指次指之端，去爪甲如韭叶，足少阳脉之所出也，为井。刺入三分，留三呼，灸三壮。《气穴论》注云：作一呼。

侠溪者，水也。在足小指次指歧骨间，本节前陷者中，足少阳脉之所溜也，为荥。刺入三分，留三呼，灸三壮。

地五会，在足小指次指本节后间陷者中。刺入三分，不可灸，灸之令人瘦，不出三年死。

临泣者，木也。在足小指次指本节后间陷者中，去侠溪一寸五分，足少阳脉之所注也，为输。刺入二分，留五呼，灸三壮。

丘墟，在足外廉踝下如前陷者中，去临泣三寸，足少阳脉之所过也，为原。刺入五分，留七呼，灸三壮。

悬钟，在足外踝上三寸动者脉中，足三阳络，按之阳明脉绝乃取之。刺入六分，留七呼，灸五壮。

光明，足少阳络，在足外踝上五寸，别走厥阴者。刺入六分，留七呼，灸五壮。《骨空论》注云：刺入七分，留十呼。

外丘，足少阳郄，少阳所生。在外踝上七寸。刺入三分，灸三壮。

阳辅者，火也。在足外踝上四寸《气穴论》注无“四寸”二字，辅骨前绝骨端，如前三分所，去丘墟七寸，足少阳脉之所行也，为经。刺入五分，留七呼，灸三壮。

阳交，一名别阳，一名足髎，阳维之郄。在外踝上七寸，斜属三阳分肉间。刺入六分，留七呼，灸三壮。

阳陵泉者，土也。在膝下一寸胻外廉陷者中，足少阳脉之所入也，为合。刺入六分，留十呼，灸三壮。

阳关，在阳陵泉上三寸，犊鼻外陷者中。刺入五分，禁不可灸。

中渎，在髀骨外，膝上五寸分肉间陷者中，足少阳脉气所发也。刺入五分，留七呼，灸五壮。

环跳，在髀枢中，侧卧伸下足，屈上足取之，足少阳脉气所发。刺入一寸，留二十呼，灸五十壮。《气穴论》注云：髀枢后，足少阳、太阳二脉之会。灸三壮。

足太阳及股并阳跷六穴凡三十六穴第三十五

膀胱出于至阴，至阴者，金也。在足小指外侧，去爪甲角如韭叶，足太阳脉之所出也，为井。刺入一分，留五呼，灸三壮。

通谷者，水也。在足小指外侧本节前陷者中，足太阳脉之所溜也，为荥。刺入二分，留五呼，灸三壮。

束骨者，木也。在足小指外侧本节后陷者中，足太阳脉之所注也，为输。刺入三分，留三呼，灸三壮。

《气穴论》注云：本节后赤白肉际。

京骨，在足外侧大骨下赤白肉际陷者中，按而得之，足太阳脉之所过也，为原。刺入三分，留七呼，灸三壮。

申脉，阳跷所生也，在足外踝下陷者中，容爪甲许。刺入三分，留六呼，灸三壮。《刺腰痛论》注云：外踝下五分。

金门，足太阳郄，在足外踝下，一名关梁，阳维所别属也。刺入三分，灸三壮。

仆参，一名安邪。在跟骨下陷者中，拱足得之，足太阳、阳跷脉所会。刺入三分，留六呼，灸三壮。

昆仑者，火也。在足外踝后跟骨上陷者中，足太阳脉之所行也，为经。刺入五分，留十呼，灸三壮。《刺腰痛论》注云：陷者中，细脉动应手。

付阳，阳跷之郄，在足外踝上三寸，太阳前、少阳后筋骨间。刺入六分，留七呼，灸三壮。《气穴论》注作附阳。

飞扬，一名厥阳。在足外踝上七寸，足太阳络，别走少阴者。刺入三分，留十呼，灸三壮。

承山，一名鱼腹，一名肉柱。在兑腨肠下分肉间陷者中。刺入七分，灸五壮。

承筋，一名腨肠，一名直肠。在腨肠中央陷者中，足太阳脉气所发。禁不可刺，灸三壮。《刺腰痛论》注云：在腨中央。

合阳，在膝约纹中央下二寸。刺入六分，灸五壮。

委中者，土也。在腘中央约纹中动脉，足太阳脉之所入也，为合。刺入五分，留七呼，灸三壮。《素问·骨空论》注云：腘，谓膝解之后曲脚之中，背面取之。《刺腰痛论》注云：在足膝后屈处。

委阳，三焦下辅俞也。在足太阳之前，少阳之后，出于腘中外廉两筋间，扶承下六寸，此足太阳之别络也。刺入七分，留五呼，灸三壮。一云：屈身而取之。

浮郄，在委阳上一寸，展膝得之。刺入五分，灸三壮。

殷门，在肉郄下六寸。刺入五分，留七呼，灸三壮。

扶承，一名肉郄，一名阴关，一名皮部。在尻臀下股阴肿上约纹中。刺入二寸，留七呼，灸三壮。

欲令灸发者，灸䮶音遍熨之，三日即发。

针灸甲乙经卷之四

经脉第一上

〔一〕雷公问曰：《外揣》言浑束为一，未知其所谓，敢问约之奈何？黄帝答曰：寸口主内，人迎主外，两者相应，俱往俱来，若引绳，大小齐等。春夏人迎微大，秋冬寸口微大，如是者，名曰平人。人迎大一倍于寸口，病在少阳；再倍，病在太阳；三倍，病在阳明。盛则为热，虚则为寒，紧则为痛痹，代则乍甚乍间。盛则泻之，虚则补之，紧则取之分肉，代则取之血络，且饮以药，陷下者则从而灸之，不盛不虚者以经取之，名曰经刺。人迎四倍，名曰外格。外格者，且大且数，则死不治。必审按其本末，察其寒热，以验其脏腑之病。

寸口大一倍于人迎，病在厥阴；再倍，病在少阴；三倍，病在太阴。盛则胀满，寒中，食不消化；虚则热中，出糜，少气，溺色变，紧则为痛痹；代则乍寒乍热，下热上寒《太素》作代则乍痛乍止。盛则泻之，虚则补之，紧则先刺之而后灸之，代则取血络而后调《太素》作泄字之，陷下者则从灸之。陷下者，其脉血结于中，中有着血，血寒，故宜灸。不盛不虚，以经取之。寸口四倍者，名曰内关。内关者，且大且数，则死不治。必审按其本末，察其寒热，以验其脏腑之病。通其荥俞，乃可传于大数。大曰盛则从泻，小曰虚则从补，紧则从灸刺之，且饮药，陷下则从灸之，不盛不虚，以经取之。所谓经治者，饮药，亦用灸刺。脉急则引，脉代一本作脉大以弱则欲安静，无劳用力。

〔二〕黄帝问曰：病之益甚与其方衰何如？岐伯对曰：外内皆在焉。切其脉口，滑小紧以沉者，病益甚，在中；人迎气大紧以浮者，病益甚，在外。其脉口浮而滑者，病日损；人迎沉而滑者，病日损。其脉口滑而沉者，病日进，在内；其人迎脉滑盛以浮者，病日进，在外。脉之浮沉及人迎与气口气大小齐等者，其病难已。病在脏，沉而大者，其病易已，以小为逆；病在腑，浮而大者，其病易已。人迎盛紧者伤于寒，脉口盛紧者伤于食。其脉滑大以代而长者，病从外来；目有所见，志有所存，此阳之并也，可变而已。

〔三〕问曰：平人何如？对曰：人一呼脉再动，一吸脉亦再动，呼吸定息脉五动，闰疑误以太息，名曰平人。平人者，不病也，常以不病之人以调病人。医不病，故为病人平息以调之。人一呼脉一动，一吸脉一动者，曰少气。人一呼脉三动而躁，尺热，曰病温；尺不热，脉滑曰病风《素》作脉涩为痹。人一呼脉四动以上曰死，脉绝不至曰死，乍疏乍数曰死。人常禀气于胃，脉以胃气为本，无胃气曰逆，逆者死。

〔四〕持其脉口，数其至也，五十动而不一代者，五脏皆受气矣；四十动而一代者，一脏无气；三十动而一代者，二脏无气；二十动而一代者，三脏无气；十动而一代者，四脏无气；不满十动而一代者，五脏无气。与之短期，要在终始，所谓五十动而一代者，以为常也，以知五脏之期也。与之短期者，乍数乍疏也。

〔五〕肝脉弦，心脉钩，脾脉代，肺脉毛，肾脉石。

心脉来，累累然如连珠，如循琅玕，曰平。累累《素》作喘喘连属，其中微曲，曰病。前钩后居，如操带钩，曰死。

肺脉来，厌厌聂聂，如循《素问》作落榆叶，曰平。不上不下，如循鸡羽，曰病，如物之浮，如风吹毛，曰死。

肝脉来，软弱招招，如揭长竿末梢，曰平。盈实而滑，如循长竿，曰病。急而益劲，如新张弓弦，曰死。

脾脉来，和柔相离，如鸡足践地，曰平。实而盈数，如鸡举足，曰病。坚兑如鸟之喙，如鸟之距，如屋之漏，如水之流，曰死。

肾脉来，喘喘累累如钩，按之坚，曰平。来如引葛，按之益坚，曰病。发如夺索，辟辟如弹石，曰死。

脾脉虚浮似肺，肾脉小浮似脾，肝脉急沉散似肾。

〔六〕问曰：见真脏曰死，何也？对曰：五脏者皆禀气于胃，胃者五脏之本，脏气者，皆不能自致于手太阴，必因于胃气，乃能至于手太阴，故五脏各以其时，自为而至于手太阴。故邪气胜者，精气衰也，故病甚者，胃气不能与之俱至于手太阴，故真脏之气独见，独见者病胜脏也，故曰死。

春脉，肝也，东方木也，万物之所始生也，故其气来软弱轻虚而滑，端直以长，故曰弦，反此者病。其气来实而强，此谓太过，病在外；其气来不实而微，此谓不及，病在中。太过则令人善忘，忽忽眩冒而癫疾；不及则令人胸满一作痛引背，下则两胁胠满。

夏脉，心也，南方火也，万物之所盛长也，故其气来盛去衰，故曰钩，反此者病。其气来盛去亦盛，此谓太过，病在外；其气来不盛去反盛，此谓不及，病在内。太过则令人身热而骨痛一作肤痛，为浸淫；不及则令人烦心，上见咳唾，下为气泄。

秋脉，肺也，西方金也，万物之所收成也，故其气来轻虚以浮，来急去散，故曰浮，反此者病。其来毛而中央坚，两旁虚，此谓太过，病在外；其气来毛而微，此谓不及，病在中。太过则令人逆气而背痛，愠愠然；不及则令人喘呼，少气而咳，上气见血，下闻病音。

冬脉，肾也，北方水也，万物之所合藏也，故其气来沉以濡《素问》作搏，故曰营，反此者病。其气来如弹石者，此谓太过，病在外；其去如数者，此谓不及，病在中。太过则令人解㑊，脊脉痛而少气，不欲言；不及则令人心悬如病饥。《素问》下有"眇中清，脊中痛，小腹满，小便变赤黄"四句。

脾脉，土也，孤脏以灌四旁者也，其善者不可见，恶者可见。其来如水之流者，此谓太过，病在外；如鸟之喙者，此谓不及，病在中。太过则令人四肢不举；不及则令人九窍不通，名曰重强。

经脉第一中

〔一〕春得秋脉，夏得冬脉，长夏得春脉，秋得夏脉，冬得长夏脉，名曰阴出之阳，病善怒不治，是谓五邪，皆同死不治。

春胃微弦曰平，弦多胃少曰肝病，但弦无胃曰死。胃而有毛曰秋病，毛甚曰今病，脏真散于肝，肝藏筋膜之气也。

夏胃微钩曰平，钩多胃少曰心病，但钩无胃曰死。胃而有石曰冬病，石甚曰今病，脏真通于心，心藏血脉之气也。

长夏胃微软弱曰平，胃少软弱多曰脾病，但代无胃曰死。软弱有石曰冬病，石《素》作弱甚曰今病，脏真濡于脾，脾藏肌肉之气也。

秋胃微毛曰平，毛多胃少曰肺病，但毛无胃曰死。毛而有弦曰春病，弦甚曰今病，脏真高于肺，肺行营卫阴阳也。

冬胃微石曰平，胃少石多曰肾病，但石无胃曰死。石而有钩曰夏病，钩甚曰今病，脏真下于肾，肾藏骨髓之气也。

胃之大络，名曰虚里，贯膈络肺，出于左乳下，其动应手，脉之宗气也。盛喘数绝者，则病在中；结而横，有积矣；绝不至曰死。

诊得胃脉则能食，虚则泄也。

〔二〕心脉揣《素问》作搏坚而长，病舌卷不能言；其软而散者，病消渴《素》作烦自已。

肺脉揣《素》作搏，下同坚而长，病唾血；其软而散者，病灌汗，至令不复散发。

肝脉揣坚而长，色不青，病坠若搏，因血在胁下，令人喘逆；其软而散，色泽者，病溢饮。溢饮者，渴暴多饮，而溢入肌皮肠胃之外也。

胃脉揣坚而长，其色赤，病折髀；其软而散者，病食痹，痛髀。

脾脉揣坚而长，其色黄，病少气；其软而散，色不泽者，病足胻肿，若水状。

肾脉揣坚而长，其色黄而赤者，病折腰；其软而散者，病少血，至令不复。

夫脉者，血气之府也，长则气和，短则气病，数则烦心，大则病进，上盛则气高，下盛则气胀，代则气衰，细则气少，涩则心痛。浑浑革革至如涌泉，病进而危；弊弊绰绰一本作绵绵，其去如弦绝者死。

〔三〕寸口脉中手短者，曰头痛；寸口脉中手长者，曰足胫痛。寸口脉沉而坚者，病在中；寸口脉浮而盛者，病在外。寸口脉中手促上数《素问》作击者，曰肩背痛。寸口脉紧而横坚《素问》作沉而横者，曰胁下腹中有横积痛。寸口脉浮而喘《素问》作沉而弱者，曰寒热。寸口脉盛滑坚者，曰病在外；寸口脉小实而坚者，曰病在内。脉小弱以涩者，谓之久病；脉浮滑而实大《素问》作浮而疾者，谓之新病。病甚有胃气而和者，曰病无他。脉急者，曰疝瘕少腹痛。脉滑曰风，脉涩曰痹，盛而紧曰胀，缓而滑曰热中。按寸口得四时之顺，曰病无他，反四时及不间脏，曰死。

太阳脉至，洪大以长；少阳脉至，乍数乍疏，乍短乍长；阳明脉至，浮大而短。

〔四〕厥阴有余，病阴痹；不足，病生热痹；滑则病狐疝风；涩则病少腹积气一本作积厥。

少阴有余，病皮痹瘾疹；不足，病肺痹；滑则病肺风疝；涩则病积，溲血。

太阴有余，病肉痹寒中；不足，病脾痹；滑则病脾风疝；涩则病积，心腹时满。

阳明有余，病脉痹，身时热；不足，病心痹；滑则病心风疝；涩则病积，时善惊。

太阳有余，病骨痹身重；不足，病肾痹；滑则病肾风疝；涩则病积，时善癫疾。

少阳有余，病筋痹胁满；不足，病肝痹；滑则病肝风疝；涩则病积，时筋急目痛。

〔五〕太阴厥逆，胻急挛，心痛引腹，治主病者。

少阴厥逆，虚满呕变，下泄清，治主病者。

厥阴厥逆，挛，腰痛，虚满前闭，谵语，治主病者。

三阴俱逆，不得前后，使人手足寒，三日死。

太阳厥逆，僵仆，呕血善衄，治主病者。

少阳厥逆，机关不利。机关不利者，腰不可以行，项不可以顾，发肠痈不可治，惊者死。

阳明厥逆，喘咳身热，善惊，衄血呕血，不可治，惊者死。

手太阴厥逆，虚满而咳，善呕吐沫，治主病者。

手心主、少阴厥逆，心痛引喉，身热者死，不热者可治。

手太阳厥逆，耳聋泣出，项不可以顾，腰不可以俯仰，治主病者。

手阳明、少阳厥逆，发喉痹，嗌肿痛，治主病者。

〔六〕来疾去徐，上实下虚，为厥癫疾；来徐去疾，上虚下实，为恶风也。故中恶风者，阳气受也。有脉俱沉细数者，少阴厥也。沉细数散者，寒热也。浮而散者为眴音顺仆。诸浮而不躁者皆在阳，则为热；其有躁者在手。诸细而沉者皆在阴，则为骨痛；其有静者在足。数动一代者，病在阳之脉也，溏泄及便脓血。诸过者切之。涩者阳气有余也，滑者阴气有余也。阳气有余则为身热无汗；阴气有余则为多汗身寒；阴阳有余则为无汗而寒。推而外之，内而不外者，有心腹积也；推而内之，外而不内者，中有热也。推而上之，下而不上者，腰足清也；推而下之，上而不下者，头项痛也。按之至骨，脉气少者，腰脊痛而身有痹也。

经脉第一下

〔一〕三阳为经，二阳为维，一阳为游部。三阳者，太阳也，至手太阴而弦浮而不沉，决以度，察以心，合之阴阳之论。二阳者，阳明也，至手太阴弦而沉急不鼓，炅至以病皆死。一阳者，少阳也，至手太阴上连人迎弦急悬不绝，此少阳之病也，抟阴则死。三阴者，六经之所主也，交于太阴，伏鼓不浮，上空志心。二阴至肺，其气归于膀胱，外连脾胃。一阴独至，经绝，气浮不鼓，钩而滑。此六脉者，乍阴乍阳，交属相并，缪通五脏，合于阴阳，先至为主，后至为客。

三阳为父，二阳为卫，一阳为纪；三阴为母，二阴为雌，一阴为独使。二阳一阴，阳明主脾一本无脾字病，不胜一阴，脉软而动，九窍皆沉。三阳一阴，太阳脉胜，一阴不能止，内乱五脏，外为惊骇。二阴一阳，病在肺，少阳一作阴脉沉，胜肺伤脾，故外伤四肢。二阴二阳皆交至，病在肾，骂詈妄行，癫疾为狂。二阴一阳，病出于肾，阴气客游于心脘下空窍，隄闭塞不通，四肢别离。一阴一阳代绝，此阴气至心，上下无常，出入不知，喉嗌干燥，病在土脾。二阳三阴至阴皆在阴不过阳，阳气不能止阴，阴阳并绝，浮为血瘕，沉为脓胕也。三阳独至者，是三阳并至，并至如风雨，上为癫疾，下为漏血病，三阳者，至阳也。积并则为惊，病起如风，霹雳，九窍皆塞，阳气滂溢，嗌干喉塞。并于阴则上下无常，薄为肠澼，此谓三阳直心，坐不得起卧者，身重，三阳之病也。

〔二〕黄帝问曰：脉有四时动奈何？岐伯对曰：六合之内，天地之变，阴阳之应，彼春之暖，为夏之暑，彼秋之忿，为冬之怒。四变之动，脉与之上下，以春应中规，夏应中矩，秋应中衡，冬应中权，是故冬至四十五日，阳气微上，阴气微下；夏至四十五日，阴气微上，阳气微下。阴阳有时，与脉为期，期而相失，如脉所分，分之有期，故知死时。微妙在脉，不可不察，察之有纪，从阴阳始。是故声合五音，色合五行，脉合阴阳。持脉有道，虚静为宝。春日浮，如鱼之游在波；夏日在肤，泛泛乎万物有余；秋日下肤，蛰虫将去；冬日在骨，蛰虫周密，君子居室。故曰：知内者按而纪之，知外者终而始之，此六者，持脉之大法也。

〔三〕赤脉之至也，喘而坚，诊曰有积气在中，时害于食，名曰心痹，得之外疾思虑而心虚，故邪从之。白脉之至也，喘而浮，上虚下实，惊，为积气在胸中，喘而虚，名曰肺痹，寒热，得之醉而使内也。黄脉之至也，大而虚，有积气在腹中，有厥气，名曰厥疝，女子同法，得之疾使四肢，汗出当风。青脉之至也，长而弦左右弹，有积气在心下支胠，名曰肝痹，得之寒湿，与疝同法，腰痛，足清，头痛一本云头脉紧。黑脉之至也，上坚而大，有积气在少腹与阴，名曰肾痹，得之沐浴清水而卧。

〔四〕形气有余，脉气不足，死；脉气有余，形气不足，生。形气相得，谓之可治。脉弱以滑，是有胃气，命曰易治，治之趋之，无后其时。形气相失，谓之难治；色夭不泽，谓之难已；脉实以坚，谓之益甚；脉逆四时，谓之不治。所谓逆四时者，春得肺脉，夏得肾脉，秋得心脉，冬得脾脉，其至皆悬绝沉涩者，名曰逆。四时未有脏形，于春夏而脉沉涩，秋冬而脉浮大，病热脉静，泄而脉大，脱血而脉实，病在中而脉实坚，病在外而脉不实坚者，皆为难治，名曰逆四时也。

〔五〕问曰：愿闻虚实之要。对曰：气实形实，气虚形虚，此其常也，反此者病；谷盛气盛，谷虚气虚，此其常也，反此者病；脉实血实，脉虚血虚，此其常也，反此者病。气盛身寒，气虚身热曰反；谷入多而气少曰反；谷不入而气多曰反；脉盛血少曰反；脉少血多曰反。气盛身寒，得之伤寒；气虚身热，得之伤暑。谷入多而气少者，得之有所脱血，湿居其下也；谷入少而气多者，邪在胃及与肺也。脉少血多者，饮中热也；脉大血少者，脉有风气，水浆不入，此之谓也。夫实者，气入也，虚者，气出也。气实者，热也；气虚者，寒也。入实者，左手开针孔也；入虚者，左手闭针孔也。

〔六〕脉小色不夺者，新病也；脉不夺色夺者，久病也。脉与五色俱夺者，久病也；脉与五色俱不夺者，新病也。肝与肾脉并至，其色苍赤，当病毁伤，不见血，已见血，湿若中水也。尺内两旁则季胁也。尺外以候肾，尺里以候腹。中附上，左外以候肝，内以候膈；右外以候胃，内以候脾。上附上，右外以候肺，内以候胸中；左外以候心，内以候膻中。前以候前，后以候后。上竟上者，胸喉中事也；下竟下者，少腹腰股膝胫中事也。粗大者，阴不足，阳有余，为热中也。

〔七〕腹胀身热，脉大一作小，是一逆也；腹鸣而满，四肢清，泄，脉大者，是二逆也；血衄不止，脉大者，是三逆也；咳且溲血脱形，脉小而劲者，是四逆也；咳，脱形身热，脉小而疾者，是五逆也。如是者，不过十五日死矣。腹大胀，四末清，脱形泄甚，是一逆也；腹胀便一作后血，其脉大，时绝，是二逆也；咳，溲血，形肉脱，脉喘，是三逆也；呕血，胸满引背，脉小而疾，是四逆也；咳呕腹胀，且飧泄，其脉绝，是五逆也。如是者，不及一时而死矣。工不察此者而刺之，是谓逆治。

〔八〕热病脉静，汗已出，脉盛躁，是一逆也；病泄脉洪大，是二逆也；着痹不移，䐃肉破，身热，脉偏绝，是三逆也；淫而夺形身热，色夭然白，及后下血衃，笃重，是四逆也；寒热夺形，脉坚揣，是五逆也。

〔九〕五实死，五虚死。脉盛、皮热、腹胀、前后不通、闷瞀，是谓五实。脉细、皮寒、气少、泄利前后、饮食不入，是谓五虚。浆粥入胃，泄注止，则虚者活；身汗得后利，则实者活，此其候也。

〔十〕心脉满大，痫痓筋挛。肝脉小急，痫痓筋挛。

肝脉瞀暴，有所惊骇，脉不至若喑，不治自已。

肾脉小急，肝脉小急，心脉小急不鼓，皆为瘕。

肾脉大急沉，肝脉大急沉，皆为疝。

肝肾脉并沉为石水，并浮为风水，并虚为死，并小弦欲为惊。

心脉揣滑急为心疝《素问》揣作搏。下同。肺脉沉揣为肺疝。

三阳急为瘕，二阴急为痫厥一本作二阴急为疝，二阳急为惊。

脾脉外鼓沉为肠澼，久自已。肝脉小缓为肠澼，易治。肾脉小揣沉，为肠澼下血，血湿《素问》作温身热者死。心肝澼亦下血，二脏同病者可治。其脉小沉涩为肠澼，其身热者死，热甚七日死《素》作热见。

胃脉沉鼓涩，胃外鼓大，心脉小坚急，皆膈偏枯。男子发左，女子发右，不喑舌转者可治，三十日起；其从者喑，三岁起；年不满二十者，三岁死。

脉至而揣，衄血身有热者死。脉来悬钩浮者为热《素》作常脉。脉至而喘，名曰暴厥，暴厥者，不知与人言。脉至而数，使人暴惊，三四日自已。脉至浮合，浮合如数，一息十至以上，是经气予不足也，微见九十日死。脉至如火薪然，是心精予夺也，草干而死。脉至如丛棘《素》作如散叶，是肝气予虚也，木叶落而死。脉至如省客，省客者，脉寒一本作塞如鼓也，是肾气予不足也，悬去枣华而死。脉至如丸泥，是胃精予不足也，榆荚落而死。脉至如横格，是胆气予不足也，禾熟而死。脉至如弦缕，是胞精予不足也，病善言，下霜而死，不言可治。脉至如交棘《素》作交漆，交棘者，左右旁至也，微见三十日而死。脉至如涌泉，浮鼓肌中，是太阳气予不足也，少气味，韭花生而死。脉至如委土之状，按之不足，是肌气予不足也。五色见黑，白累发而死。脉至如悬痈，悬痈者，浮揣切之益大，是十二俞之气予不足也，水冻而死。脉至如偃刀，偃刀者，浮之小急，按之坚大，五脏寒热《素》作菀熟，寒热独并于肾，如此其人不得坐，立春而死。脉至如丸滑不著《素》作手不直手，丸滑不著者，按之不可得也，是大肠气予不足也，枣叶生而死。脉至如华者，令人善恐，不欲坐卧，行立常听，是小肠气予不足也，季秋而死。

病形脉诊第二上

〔一〕黄帝问曰：邪气之中人奈何？高下有度乎？岐伯对曰：身半以上者，邪中之；身半以下者，湿中之。中于阴则留腑，中于阳则留经。

问曰：阴之与阳，异名同类，上下相会，经络之相贯也，如环之无端。夫邪之中人也，或中于阴，或中于阳，上下左右，无有恒常，其故何也？对曰：诸阳之会，皆在于面。人之方乘虚时，及新用力，若热饮食汗出，腠理开而中于邪。中于面则下阳明，中于项则下太阳，中于颊则下少阳，中于膺背两胁，亦中其经。中于阴者，常从臂胻始。夫臂与胻，其阴皮薄，其肉淖泽，故俱受于风，独伤于其阴也。

问曰：此故伤其脏乎？对曰：身之中于风也，不必动脏，故邪入于阴经，其脏气实，邪气入而不能客，故还之于腑。是故阳中则留于经，阴中则留于腑。

问曰：邪之中脏者奈何？对曰：恐惧忧愁则伤心，形寒饮冷则伤肺，以其两寒相感，中外皆伤，故气迎而上行。有所堕坠，恶血留内，若有所大怒，气上而不能下，积于胁下则伤肝。有所击仆，若醉以入房，汗出当风则伤脾。有所用力举重，若入房过度，汗出浴水则伤肾。

问曰：五脏之中风奈何？对曰：阴阳俱相感，邪乃得往。十二经脉，三百六十五络，其血气皆上于面而走空窍。其精阳之气上走于目而为睛，其别气走于耳而为听，其宗气上出于鼻而为臭，其浊气下出于胃走唇舌而为味。其气之津液皆上熏于面，面皮又厚，其肉坚，故大热甚，寒不能胜之也。虚邪之中身也，洒淅动其形；正邪之中人也微，先见于色，不知于身，若存若亡，有形无形，莫知其情。夫色脉与尺之皮肤相应，如桴鼓影响之相应，不得相失，此亦本末根叶之出候也，根死则叶枯矣。故色青者，其脉弦；色赤者，其脉钩；色黄者，其脉代；色白者，其脉毛；色黑者，其脉石。见其色而不得其脉，反得相胜之脉则死矣；得其相生之脉则病已矣。

问曰：五脏之所生变化之病形何如？对曰：先定其五色五脉之应，其病乃可别也。问曰：色脉已定，别之奈何？对曰：调其脉之缓急大小滑涩，而病形变定矣。问曰：调之何如？对曰：脉急者，尺之皮肤亦急；脉缓者，尺之皮肤亦缓；脉小者，尺之皮肤亦减而少气；脉大者，尺之皮肤亦大；脉沉者，尺之皮肤亦沉；脉滑者，尺之皮肤亦滑；脉涩者，尺之皮肤亦涩。凡此变者，有微有甚，故善调尺者，不待于寸；善调脉者，不待于色，能参合而行之者，可以为上工，十全其九；行二者为中工，十全其七；行一者为下工，十全其六。

〔二〕尺肤温一作滑以淖泽者，风也。尺肉弱者，解㑊也；安卧脱肉者，寒热也一本下作不治。尺肤涩者，风痹也；尺肤粗如枯鱼鳞者，水溢饮也。尺肤寒甚脉急一作小者，泄，少气也。尺肤热甚脉盛躁者，病温也；

其脉盛而滑者，汗且出也一作病且出。尺肤烧炙人手一作炬然，先热后寒者，寒热也；尺肤先寒，久持之而热者，亦寒热也。尺肤炬然热，人迎大者，当夺血也。尺坚大，脉小甚，则少气，悗有加者，立死《脉经》云尺紧于人迎者少气。肘所独热者，腰以上热；肘后独热者，肩背热；肘前独热者，膺前热。肘后廉以下三、四寸热者，肠中有虫。手所独热者，腰以上一作下热。臂中独热者，腰腹热。掌中热者，腹中热也；掌中寒者，腹中寒也。鱼际白肉有青血脉者，胃中有寒也。

〔三〕问曰：人有尺肤缓甚一云又存瘦甚，筋急而见，此为何病？对曰：此所谓狐筋，狐筋者，是人腹必急，白色黑色见，此病甚。狐，《素问》作疹。

病形脉诊第二下

黄帝问曰：脉之缓急小大滑涩之病形何如？岐伯对曰：心脉急甚为瘛疭；微急为心痛引背，食不下。缓甚为狂笑；微缓为伏梁在心下，上下行，时唾血。大甚为喉吤；微大为心痹引背，善泪出。小甚为善哕；微小为消瘅。滑甚为善渴；微滑为心疝引脐，少腹鸣。涩甚为喑；微涩为血溢，维经络有阳维、阴维厥，耳鸣，癫疾。

肺脉急甚为癫疾；微急为肺寒热，怠惰，咳唾血，引腰背胸，若鼻息肉不通。缓甚为多汗；微缓为痿，瘘风，头以下汗出不可止。大甚为胫肿；微大为肺痹引胸背，起恶日光。小甚为泄；微小为消瘅。滑甚为息贲上气；微滑为上下出血。涩甚为呕血；微涩为鼠瘘一作漏在颈支腋之间，下不胜其上，甚能善酸。

肝脉急甚为恶言一作忘言；微急为肥气在胁下若覆杯。缓甚为善呕；微缓为水、瘕、痹。大甚为内痈，善呕衄；微大为肝痹阴缩，咳引少腹。小甚为多饮；微小为消瘅。滑甚为㿗疝；微滑为遗溺。涩甚为溢饮；微涩为瘛疭挛筋。

脾脉急甚为瘛疭；微急为膈中，食饮入而还出，后沃沫。缓甚为痿厥；微缓为风痿，四肢不用，心慧然若无病。大甚为击仆；微大为疝气，腹里大脓血在肠胃之外。小甚为寒热；微小为消瘅。滑甚为㿗癃；微滑为虫毒蛕蝎腹热。涩甚为肠㿗一作溃；微涩为内溃，多下脓血。

肾脉急甚为骨痿癫疾；微急为奔豚沉厥，足不收，不得前后。缓甚为折脊；微缓为洞下，洞下者，食不化，下嗌还出。大甚为阴痿；微大为石水，起脐下至小腹垂垂然，上至胃脘，死不治。小甚为洞泄；微小为消瘅。滑甚为痈㿗一作癃㿗；微滑为骨痿，坐不能起，起则目无所见，视黑丸。涩甚为大痈；微涩为不月沉痔。

问曰：病亦有甚变一作病之六变者，刺之奈何？对曰：诸急者多寒，缓者多热，大者多气少血，小者血气皆少，滑者阳气盛而微有热，涩者多血少气而微有寒。是故刺急者，深纳而久留之；刺缓者，浅纳而疾发针，以去其热。刺大者，微泻其气，无出其血。刺滑者，疾发针而浅纳之，以泻其阳气，去其热。刺涩者，必中其脉，随其逆顺而久留之，必先按而循之，已发针，疾按其痏，无令出血，以和其脉。诸小者，阴阳形气俱不足，勿取以针，而调之以甘药。

问曰：五脏六腑之气，荥俞所入为合，令何道从入，入安从道？对曰：此阳脉之别入于内，属于腑者也。问曰：荥俞与合，各有名乎？对曰：荥俞治外经，合治内腑。问曰：治内腑奈何？对曰：取之于合。问曰：合各有名乎？对曰：胃合入于三里，大肠合入于巨虚上廉，小肠合入于巨虚下廉，三焦合入于委阳，膀胱合入于委中央，胆合入于阳陵泉。按：大肠合于曲池，小肠合于小海，三焦合于天井，今此不同者，古之别法也。又详巨虚上廉，乃足阳明与小肠相合之穴也，与胃合三里，膀胱合委中，胆合阳陵泉，以脉之所入为合不同。三焦合委阳，委阳者乃三焦下辅腧也，亦未见有为合之说。

问曰：取之奈何？对曰：取之三里者，低跗取之。巨虚者，举足取之。委阳者，屈伸而取之。委中者，屈膝而取之。阳陵泉者，正立竖膝予之齐下，至委阳之阳取之。诸外经者，揄伸而取之。

问曰：愿闻六腑之病。对曰：面热者，足阳明病。鱼络血者，手阳明病。两跗之上脉坚若陷者，足阳明病，此胃脉也。

三部九候第三

黄帝问曰：何谓三部？岐伯对曰：上部、中部、下部。其部各有三候，三候者，有天、有地、有人。上部天，两额之动脉；上部地，两颊之动脉；上部人，耳前之动脉。中部天，手太阴；中部地，手阳明；中部人，手少阴。下部天，足厥阴；下部地，足少阴；下部人，足太阴。下部之天以候肝；地以候肾；人以候脾胃之气。中部之天以候肺，地以候胸中之气；人以候心。上部之天以候头角之气；地以候口齿之气；人以候耳目之气。此三部者，三而成天，三而成地，三而成人，三而三之，合为九，九分为九野，九野为九脏。故神脏五，形脏四，合为九脏。五脏已败，其色必夭，夭必死矣。

问曰：以候奈何？对曰：必先度其形之肥瘦，以调其气之虚实。实则泻之，虚则补之，必先去其血脉而后调之，无问其病，以平为期。

问曰：决死生奈何？对曰：形盛脉细，少气不足以息者死。形瘦脉大，胸中多气者死，形气相得者生，参伍不调者病。三部九候皆相失者死。上下左右之脉相应如参舂者病甚；上下左右相失不可数者死。中部之候虽独调，与众脏相失者死。中部之候相减者死。目内陷者死。

问曰：何以知病之所在？对曰：察九候独小者病，独大者病，独疾者病，独迟者病，独热者病，独寒者病，独陷下者病。以左手足上去踝五寸而按之，以右手当踝而弹之，其应过五寸以上蠕蠕然者不病；其应疾，中手浑浑然者病；中手徐徐然者病；其应上不能至五寸，弹之不应者死。脱肉身不去者死。中部乍疏乍数者死。代脉而钩者，病在络脉。九候之相应也，上下若一，不得相失。一候后则病，二候后则病甚，三候后则病危，所谓后者，应不俱也。察其腑脏，以知死生之期。必先知经脉，而后知病脉，真脏脉见者，邪胜，死也《素问》无死字。足太阳之气绝者，其足不可以屈伸，死必戴眼。

问曰：冬阴夏阳奈何？对曰：九候之脉皆沉细悬绝者为阴，主冬，故以夜半死；盛躁喘数者为阳，主夏，故以日中死；寒热病者，以平旦死；热中及热病者，以日中死；病风者，以日夕死；病水者，以夜半死；其脉乍数乍疏，乍迟乍疾者，以日乘四季死；形肉已脱，九候虽调者，犹死。七诊虽见，九候皆顺者，不死。所言不死者，风气之病，及经月之病，似七诊之病而非也，故言不死。若有七诊之病，其脉候亦败者死矣，必发哕噫。必审问其所始病，与今之所方病，而后《素问》下有各字切循其脉，视其经络浮沉，以上下逆从循之，其脉疾者，不病，其脉迟者病，不往不来者死《素问》作不往来者，皮肤著者死。

问曰：其可治者奈何？对曰：经病者治其经，络病者治其络《素问》二络上有孙字，身有痛者治其经络。其病者在奇邪，奇邪之脉则缪刺之。留瘦不移，节而刺之。上实下虚，切而顺之，索其结络脉，刺出其血，以通其气。瞳子高者，太阳不足，戴眼者，太阳已绝，此决死生之要，不可不察也。

针灸甲乙经卷之五

针灸禁忌第一上

〔一〕黄帝问曰：四时之气，各不同形，百病之起，皆有所生，灸刺之道，何者为宝？岐伯对曰：四时之气，各有所在，灸刺之道，气穴为宝。

〔二〕故春刺络脉诸荥大经分肉之间，甚者深取之，间者浅取之。《素问》曰：春刺散俞及与分理，血出而止。又曰：春者木始治，肝气始生，肝气急，其风疾，经脉常深，其气少不能深入，故取络脉分肉之间。《九卷》云春刺荥者正同，于义为是。又曰：春取络脉治皮肤。又曰：春取经与脉分肉之间，二者义亦略同。又曰：春气在经脉。

夏取诸俞孙络肌肉皮肤之上。又曰夏刺俞，二者正同，于义为是。长夏刺经。又曰：取盛经络，取分间绝皮肤。又曰：夏取分腠治肌肉，义亦略同。《素问》曰：夏刺络俞，见血而止。又曰：夏者火始治，心气始长，脉瘦气弱，阳气流一作留溢，血温于腠，内至于经，故取盛经分腠，绝肤而病去者，邪居浅也。所谓盛经者，阳脉也义亦略同。又曰：夏气在孙络，长夏气在肌肉。

秋刺诸合，余如春法秋取经俞，邪气在腑，取之于合。《素问》曰：秋刺皮肤循理，上下同法。又曰：秋者金始治，肺将收杀，金将胜火，阳气在合，阴初胜，湿气及体，阴气未盛，未能深入，故取俞以泻阴邪，取合以虚阳邪，阳气始衰，故取于合。是谓始秋之治变也。又曰：秋气在肤，闭腠者是也。《九卷》又曰：秋取气口治筋脉。于义不同。

冬取井诸俞之分，欲深而留之又曰：冬取井荥。《素问》曰：冬取俞窍及于分理，甚者直下，间者散下俞窍与诸俞之分，义亦略同。又曰：冬者水始治，肾方闭，阳气衰少，阴气坚盛，巨阳伏沉，阳脉乃去，取井以下阴逆，取荥以通阳气一云以实阳气。故曰：冬取井荥，春不鼽衄。是谓末冬之治变也。又曰：冬气在骨髓。又曰：冬刺井，病在脏取之井。二者正同，于义为是。又曰：冬取经俞，治骨髓五脏。五脏则同，经俞有疑。

〔三〕春刺夏分，脉乱气微，入淫骨髓，病不得愈，令人不嗜食，又且少气。春刺秋分，筋挛逆气，环为咳嗽，病不愈，令人时惊，又且笑一作哭。春刺冬分，邪气着脏，令人腹胀，病不愈，又且欲言语。

夏刺春分，病不愈，令人解堕。夏刺秋分，病不愈，令人心中闷，无言，惕惕如人将捕之。夏刺冬分，病不愈，令人少气，时欲怒。

秋刺春分，病不愈，令人惕然，欲有所为，起而忘之。秋刺夏分，病不愈，令人益嗜卧，又且善梦谓立秋之后。秋刺冬分，病不愈，令人凄凄时寒。

冬刺春分，病不愈，令人欲卧不能眠，眠而有见谓十二月中旬以前。冬刺夏分，病不愈，令人气上，发为诸痹。冬刺秋分，病不愈，令人善渴。

〔四〕足之阳者，阴中之少阳也；足之阴者，阴中之太阴也。手之阳者，阳中之太阳也；手之阴者，阳中之少阴也。

正月、二月、三月，人气在左，无刺左足之阳；四月、五月、六月，人气在右，无刺右足之阳；七月、八月、九月，人气在右，无刺右足之阴；十月、十一月、十二月，人气在左，无刺左足之阴。

〔五〕刺法曰：无刺熇熇之热，无刺漉漉之汗，无刺浑浑音魂之脉，无刺病与脉相逆者。上工刺其未生者也，其次刺其未成者也，其次刺其已衰者也。下工刺其方袭者，与其形之盛者，与其病之与脉相逆者也。故曰：方其盛也，勿敢毁伤，刺其已衰，事必大昌。故曰：上工治未病，不治已病。

大寒无刺，大温无凝。月生无泻，月满无补，月郭空无治。

〔六〕新纳无刺，已刺勿纳。大怒无刺，已刺勿怒。大劳无刺，已刺勿劳。大醉无刺，已刺勿醉。大饱无刺，已刺勿饱。大饥无刺，已刺勿饥。大渴无刺，已刺勿渴。乘车来者，卧而休之，如食顷乃刺之。步行来者，坐而休之，如行十里顷乃刺之。大惊大恐，必定其气乃刺之。

凡禁者，脉乱气散，逆其荣卫，经气不次。因而刺之，则阳病入于阴，阴病出为阳，则邪复生。粗工不察，是谓伐形，身体淫泺，反消骨髓，津液不化，脱其五味，是谓失气也。

〔七〕问曰：愿闻刺浅深之分。对曰：刺骨者无伤筋，刺筋者无伤肉，刺肉者无伤脉，刺脉者无伤皮，刺皮者无伤肉，刺肉者无伤筋，刺筋者无伤骨。

问曰：余不知所谓，愿闻其详。对曰：刺骨无伤筋者，针至筋而去，不及骨也；刺筋无伤肉者，至肉而去，不及筋也；刺肉无伤脉者，至脉而去，不及肉也；刺脉无伤皮者，至皮而去，不及脉也；刺皮无伤肉者，病在皮中，针入皮无中肉也；刺肉无伤筋者，过肉中筋；刺筋无伤骨者，过筋中骨，此之谓反也。

〔八〕刺中心，一日死，其动为噫。刺中肺，三日死，其动为咳。刺中肝，五日死，其动为欠《素问》作语。刺中脾，十五日死，其动为吞《素问》作十日，一作五日。刺中肾，三日死，其动为嚏《素问》作六日，一作七日。刺中胆，一日半死，其动为呕。刺中膈，为伤中，其病虽愈，不过一岁必死。刺跗上，中大脉，血出不止死。刺阴股中大脉，血出不止死。刺面中流脉，不幸为盲。刺客主人，内陷中脉，为漏为聋。刺头中脑户，入脑立死。刺膝髌出液，为跛。刺舌下中脉太过，血出不止为喑。刺臂太阴脉出血多，立死。刺足下布络中脉，血不出为肿。刺足少阴脉，重虚出血，为舌难以言。刺郄中大脉，令人仆脱色。刺膺中陷脉《素问》作刺膺中陷中肺，为喘逆仰息。刺气街中脉，血不出为肿鼠鼷音卜。刺肘中内陷，气归之，为不屈伸。刺脊间中髓，为伛。刺阴股下，阴三寸内陷，令人遗溺。刺乳上中乳房，为肿根蚀。刺腋下胁间内陷，令人咳。刺缺盆中内陷，气泄，令人喘咳逆。刺少腹中膀胱，溺出，令人少腹满。刺手鱼腹内陷，为肿。刺腨肠内陷，为肿。刺眶上陷骨中脉，为漏为盲。刺关节中液出，不得屈伸。

针灸禁忌第一下

〔一〕黄帝问曰：愿闻刺要。岐伯对曰：病有浮沉，刺有浅深，各至其理，无过其道，过之则内伤，不及则生外壅，壅则邪从之，浅深不及，反为大贼，内伤五脏，后生大病。故曰：病有在毫毛腠理者，有在皮肤者，有在肌肉者，有在脉者，有在筋者，有在骨者，有在髓者。是故刺毫毛腠理无伤皮，皮伤则内动肺，肺动则秋病温疟，热厥，淅然寒栗。刺皮无伤肉，肉伤则内动脾，脾动则七十二日四季之月病腹胀烦满，不嗜食。刺肉无伤脉，脉伤则内动心，心动则夏病心痛。刺脉无伤筋，筋伤则内动肝，肝动则春病热而筋弛。刺筋无伤骨，骨伤则内动肾，肾动则冬病胀，腰痛。刺骨无伤髓，髓伤则消泺胻酸，体解㑊然不去矣。

〔二〕神庭禁不可刺，上关刺不可深深则令人耳无所闻，缺盆刺不可深使人逆息，颅息刺不可多出血，左角刺不可久留，人迎刺过深杀人，云门刺不可深深则使人逆息不能食，脐中禁不可刺，五里禁不可刺，伏兔禁不可刺本穴云刺入五分，三阳络禁不可刺，复溜刺无多见血，承筋禁不可刺，然谷刺无多见血，乳中禁不可刺，鸠尾禁不可刺。

上刺禁。

头维禁不可灸，承光禁不可灸，脑户禁不可灸，风府禁不可灸，喑门禁不可灸灸之令人喑。下关，耳中有干擿抵，禁不可灸。耳门，耳中有脓，禁不可灸。人迎禁不可灸，丝竹空禁不可灸灸之不幸令人目小或昏，承泣禁不可灸，脊中禁不可灸灸之使人偻，白环俞禁不可灸，乳中禁不可灸，石门女子禁不可灸，气街禁不可灸灸之不幸不得息，渊腋禁不可灸灸之不幸生肿蚀，经渠禁不可灸伤人神，鸠尾禁不可灸，阴市禁不可灸，阳关禁不可灸，天府禁不可灸使人逆息，伏兔禁不可灸，地五会禁不可灸使人瘦，瘈脉禁不可灸。

上禁灸。

〔三〕凡刺之道，必中气穴，无中肉节。中气穴则针游于巷，中肉节则皮肤痛。补泻反则病益笃，中筋则筋缓，邪气不出，与真相薄，乱而不去，反还内著。用针不审，以顺为逆也。

〔四〕凡刺之理，补泻无过其度，病与脉逆者无刺。形肉已夺，是一夺也；大夺血之后，是二夺也；大夺汗之后，是三夺也；大泄之后，是四夺也；新产及大下血，是五夺也，此皆不可泻也。

〔五〕问曰：针能杀生人，不能起死人乎？对曰：能杀生人，不起死人者，是人之所生，受气于谷，谷之所注者，胃也。胃者，水谷气血之海也，海之所行云雨者，天下也，胃之所出气血者，经隧也，经隧者，五脏六腑之大络也，逆而夺之而已矣。迎之五里，中道而止，五至而已，五往一作注而脏之气尽矣，故五五二十五而竭其输矣，此所谓夺其天气。故曰：窥门而刺之者，死于家，入门而刺之者，死于堂。帝曰：请传之后世，以为刺禁。

九针九变十二节五刺五邪第二

〔一〕黄帝问曰：九针安生？岐伯对曰：九针者，天地之数也。天地之数始于一，终于九，故一以法天，二以法地，三以法人，四以法四时，五以法五音，六以法六律，七以法七星，八以法八风，九以法九野。

〔二〕问曰：以针应九之数奈何？对曰：一者天，天者阳也。五脏之应天者，肺也，肺者，五脏六腑之盖也。皮者，肺之合也，人之阳也，故为之治镵针。镵针者，取法于布一作巾针，去末半寸卒兑之，长一寸六分，大其头而兑其末，令无得深入而阳气出，主热在头身。故曰：病在皮肤无常处者，取之镵针于病所，肤白勿取。

二者地，地者土也。人之所以应土者，肉也，故为之治圆针。圆针者，取法于絮针，筒其身而圆其末，其锋如卵，长一寸六分，以泻肉分之气，令不伤肌肉，则邪气得竭。故曰：病在分肉间，取以圆针。

三者人也，人之所以成生者，血脉也，故为之治鍉音兑针。鍉针者，取法于黍粟，大其身而员其末，如黍粟之兑，长三寸五分，令可以按脉勿陷，以致其气，使邪独出。故曰：病在脉，少气，当补之以鍉针，针于井荥分腧。

四者时也，时者，四时八正之风，客于经络之中，为痼病者也，故为之治锋针。锋针者，取法于絮针，筒其身而锋其末，其刃三隅，长一寸六分，令可以泻热出血，发泄痼病。故曰：病在五脏固居者，取以锋针，泻于井荥分腧，取以四时也。

五者音也，音者，冬夏之分，分于子午。阴与阳别，寒与热争，两气相薄，合为痈脓者，故为之治铍针。铍针者，取法于剑，令末如剑锋，广二分半，长四寸，可以取大脓出血。故曰：病为大脓血，取以铍针。

六者律也，律者，调阴阳四时，合十二经脉，虚邪客于经络而为暴痹者也，故为之治圆利针。圆利针者，取法于氂针，且员且兑，身中微大，长一寸六分，以取痈肿暴痹。一曰：尖如氂，微大其末，反小其身，令可深纳也，故曰：痹气暴发者，取以员利针。

七者星也，星者，人之七窍。邪之所客于经，舍于络而为痛痹者也，故为之治毫针。毫针者，取法于毫毛，长一寸六分，令尖如蚊虻喙，静以徐往，微以久留，正气因之，真邪俱往，出针而养，主以治痛痹在络也，故曰：病痹气痛而不去者，取之毫针。

八者风也，风者，人之股肱八节也。八正之虚风伤人，内舍于骨解腰脊节腠之间，为深痹者也，故为之治长针。长针者，取法于綦针，长七寸，其身薄而锋其末，令可以取深邪远痹。故曰：病在中者，取以长针。

九者野也，野者，人之骨解皮肤之间也，淫邪流溢于身，如风水之状，不能过于机关大节者也，故为之治大针。大针者，取法于锋针一作鍉针，其锋微员，长四寸，以泻机关内外大气之不能过关节者也。故曰：病水肿不能过关节者，取以大针。

〔三〕凡刺之要，官针最妙。九针之宜，各有所为，长短大小，各有所施，不得其用，病不能移。疾浅针深，内伤良肉，皮肤为痈，疾深针浅，病气不泻，反为大脓。病小针大，气泻太甚，病后必为害；病大针小，大气不泻，亦为后败。夫针之宜，大者大泻，小者不移。以言其过，请言其所施。

凡刺有九，以应九变：一曰输刺，输刺者，刺诸经荥俞脏俞也。二曰道刺，道刺者，病在上，取之下，刺腑腧也。三曰经刺，经刺者，刺大经之结络经分也。四曰络刺，络刺者，刺小络之血脉也。五曰分刺，分刺者，刺分肉之间也。六曰大泻刺一作太刺，大泻刺者，刺大脓以铍针也。七曰毛刺，毛刺者，刺浮痹于皮肤也。八曰巨刺，巨刺者，左取右，右取左也。九曰焠刺，焠刺者，燔针取痹气也。

凡刺有十二节，以应十二经。一曰偶刺，偶刺者，以手直心若背，直痛所，一刺前，一刺后，以刺心痹，刺此者，旁针之也。二曰报刺，报刺者，刺痛无常处，上下行者，直纳无拔针，以左手随病所按之，乃出针复刺之也。三曰恢刺，恢刺者，直刺旁之，举之前后，恢筋急以治筋痹也。四曰齐刺，齐刺者，直入一，旁入二，以治寒热气小深者，或曰参刺，参刺者，治痹气小深者也。五曰阳刺，阳刺者，正纳一，旁纳四而浮之，以治寒热之博大者也。六曰直针刺，直针刺者，引皮乃刺之，以治寒气之浅者也。七曰腧刺，腧刺者，直入直出，稀发针而深之，以治气盛而热者也。八曰短刺，短刺者，刺骨痹，稍摇而深之，致针骨所，以上下摩骨也。九曰浮刺，浮刺者，旁入而浮之，此治肌急而寒者也。十曰阴刺，阴刺者，左右卒刺之，此治寒厥中寒者，取踝后少阴也。十一曰旁刺，旁刺者，直刺旁刺各一，此治留痹久居者也。十二曰赞刺，赞刺者，直入直出，数发针而浅之出血，此治痈肿者也。

脉之所居深不见者刺之，微纳针而久留之，致其脉空，脉气之浅者勿刺，按绝其脉刺之，无令精出，独出其邪气耳。所谓三刺之则谷气出者，先浅刺绝皮以出阳邪；再刺则阴邪出者，少益深，绝皮致肌肉，未入分肉之间；后刺深之，已入分肉之间，则谷气出矣。故刺法曰：始刺浅之，以逐阳邪之气；后刺深之，以致阴邪之气；最后刺极深之，以下谷气，此之谓也。此文解乃后针道终始篇三刺及至谷邪之文也。故用针者，不知年之所加，气之盛衰，虚实之所起，不可以为工矣。

凡刺有五，以应五脏。一日半刺，半刺者，浅纳而疾发针，无针伤肉，如拨发一作毛状，以取皮气，此肺之应也。二曰豹文刺，豹文刺者，左右前后针之，中脉为故，以取经络之血者，此心之应也。三曰关刺，关刺者，直刺左右尽筋上，以取筋痹，慎无出血，此肝之应也。四曰合谷刺，或曰渊刺，又曰岂刺。合谷刺者，左右鸡足，针于分肉之间，以取肌痹，此脾之应也。五曰腧刺，腧刺者，直入直出，深纳之至骨，以取骨痹，此肾之应也。

〔四〕问曰：刺有五邪，何谓五邪？对曰：病有持痈者，有大者，有小者，有热者，有寒者，是为五邪。凡刺痈邪用铍针无迎陇，易俗移性不得脓，越道更行去其乡，不安处所乃散亡。诸阴阳遇痈所者，取之其俞泻也。凡刺大邪用锋针曰以少，泄夺其有余乃益虚。摽其道，针其邪于肌肉视之，无有乃自直道，刺诸阳分肉之间。凡刺小邪用圆针曰以大，补其不足乃无害，视其所在迎之界，远近尽至不得外，侵而行之乃自贵一作费。刺分肉之间。凡刺热邪用镵针越而沧，出游不归乃无病，为开道乎辟门户，使邪得出病乃已。凡刺寒邪用毫针曰以温，徐往疾去致其神，门户已闭气不分，虚实得调真气存。

缪刺第三

黄帝问曰：何谓缪刺？岐伯对曰：夫邪之客于形也，必先舍于皮毛，留而不去入舍于络脉，留而不去入舍于经脉，内连五脏，散于肠胃，阴阳俱感，五脏乃伤，此乃邪之从皮毛而入，极于五脏之次也，如此则治其经焉。

今邪客于皮毛，入舍于孙脉留而不去，闭塞不通，不得入经，溢于大络而生奇病焉。夫邪客大络者，左注右，右注左，上下左右，与经相干，而布于四末。其气无常处，不及于经俞，名曰缪刺。

问曰：以左取右，以右取左，其与巨刺何以别之？对曰：邪客于经也，左盛则右病，右盛则左病，病易且移者，左痛未已而右脉先病，如此者必巨刺之，必中其经，非络脉也，故络病者，其痛与经脉缪处，故曰缪刺。巨刺者刺其经，缪刺者刺其络。

问曰：缪刺取之何如？对曰：邪客于足少阴之络，令人卒心痛，暴胀，胸胁反满，无积者，刺然骨之前出血，如食顷而已，左取右，右取左。病新发者，五日已。

邪客于手少阴一作阳之络，令人喉痹舌卷，口干心烦，臂外廉痛，手不及头，刺手中指当作小指次指爪甲上去端如韭叶各一痏音悔，壮者立已，老者有顷已，左取右，右取左。此新病，数日已。

邪客于足厥阴之络，令人卒疝暴痛，刺足大指爪甲上与肉交者各一痏，男子立已，女子有顷已，左取右，右取左。

邪客于足太阳之络，令人头项痛，肩痛，刺足小指爪甲上与肉交者各一痏，立已。不已，刺外踝上三痏，左取右，右取左，如食顷已。

邪客于手阳明之络，令人气满胸中，喘急而支胠，胸中热，刺手大指次指爪甲上去端如韭叶各一痏，左取右，右取左，如食顷已。

邪客于臂掌之间，不得屈，刺其踝后，先以指按之，痛乃刺之，以月死生为数，月生一日一痏，二日二痏，十五日十五痏，十六日十四痏。

邪客于足阳跷之脉，令人目痛从内眦始，刺外踝之下半寸所各二痏，左取右，右取左，如行十里顷而已。人有所堕坠，恶血留于内，腹中胀满，不得前后，先饮利药，此上伤厥阴之脉，下伤少阴之络，刺足内踝之下，然骨之前血脉出血，刺跗上动脉，不已，刺三毛上各一痏，见血立已，左取右，右取左。善惊善悲不乐，刺如上方。

邪客于手阳明之络，令人耳聋，时不闻音，刺手大指次指爪甲上去端如韭叶各一痏，立闻。不已，刺中指爪甲上与肉交者，立闻，其不时闻者，不可刺也。耳中生风者，亦刺之如此数，右取左，左取右。凡痹行往来无常处者，在分肉间，痛而刺之，以月生死为数。用针者，随气盛衰以为痏数，针过其日数则脱气，不及其日数则气不泻。左刺右，右刺左，病如故，复刺之如法，以月死生为数，月生一日一痏，二日二痏，渐多之，十五日十五痏，十六日十四痏，渐少之。

邪客于足阳明之络《素问》作经，王冰云：以其脉左右交于面部，故举经脉之病，以明缪刺之类，令人鼽衄，上齿寒，刺足中指《素问》注云：刺大指次指爪甲上与肉交者各一痏，左取右，右取左。

邪客于足少阳之络，令人胁痛不得息，咳而汗出，刺足小指次指爪甲上与肉交者各一痏，不得息立已，汗出立止，咳者温衣饮食，一日已。左刺右，右刺左，病立已。不已，复刺如法。

邪客于足少阴之络，令人咽痛，不可纳食，无故善怒，气上走贲上，刺足下中央之络各三痏，凡六刺，立已，左刺右，右刺左。

邪客于足太阴之络，令人腰痛，引少腹控胁，不可以仰息，刺其腰尻之解，两胂之上，是腰俞，以月死生为痏数，发针立已，左刺右，右刺左。

邪客于足太阳之络，令人拘挛背急，引胁而痛，内引心而痛，刺之从项始数脊椎，夹脊疾按之，应手而痛，刺入旁三痏，立已。

邪客于足少阳之络，令人留于枢中痛，髀不得气一作髀不可举，刺枢中以毫针，寒则留针，以月生死为痏数，立已。

诸经刺之，所过者不病，则缪刺之。耳聋刺手阳明；不已，刺其过脉出耳前者。齿龋刺手阳明，立已；不已，刺其脉入齿中者，立已。

邪客于五脏之间，其病也，脉引而痛，时来时止，补其病脉，缪刺之于手足爪甲上，视其脉，出其血，间日一刺，一刺不已，五刺已。

缪传引上齿，齿唇寒《素》多一痛字，视其手背脉血者去之，刺足阳明中指爪甲上一痏，手大指次指爪甲上各一痏，立已，左取右，右取左。

嗌中肿，不能纳唾，时不能出唾者，缪刺然骨之前出血，立已，左取右，右取左。自嗌肿至此二十九字，《素问》王冰注原在邪客足少阴络之下，今移在此。

邪客于手足少阴、太阴一作阳、足阳明之络，此五络者，皆会于耳中，上络左角，五络俱竭，令人身脉皆动，而形无知也，其状若尸，或曰尸厥，刺足大指内侧爪甲上去端如韭叶，后刺足心，后刺足中指爪甲上各一痏，后刺手大指内侧爪甲去端如韭叶，后刺手少阴兑骨之端各一痏，立已《素问》又云后刺手心主者，非也。不已，以竹筒吹其两耳中，剔其左角之发方寸，燔治，饮以美酒一杯，不能饮者，灌之立已。

凡刺之数，先视其经脉，切而循之，审其虚实而调之，不调者，经刺之，有痛而经不病者，缪刺之，因视其皮部有血络者尽取之，此缪刺之数也。

针道第四

〔一〕夫针之要，易陈而难入。粗守形，工守神，神乎神，客在门，未睹其病，恶知其源？刺之微，在速迟，粗守关，工守机，机之不动，不离其空，空中之机，清静以微，其来不可逢，其往不可追。知机道者，不可挂以发，不知机者，叩之不发，知其往来，要与之期，粗之暗乎，妙哉工独有之也。往者为逆，来者为顺，明知逆顺，正行无问。迎而夺之，恶得无虚，追而济之，恶得无实，迎而随之，以意和之，针道毕矣。

凡用针者，虚则实之，满则泄之，菀陈则除之，邪胜则虚之。《大要》曰：徐而疾则实，疾而徐则虚。言其实与虚，若有若无，察后与先，若存若亡，为虚为实，若得若失。虚实之要，九针最妙，补泻之时，以针为之。泻曰迎之，迎之意，必持而纳之，放而出之，排阳出针，疾气得泄，按而引针，是谓内温，血不得散，气不得出。补曰随之，随之意，若忘之，若行若按，如蚊虻止，如留如环，去如绝弦，令左属右，其气故止，外门已闭，中气乃实，必无留血，急取诛之。

持针之道，坚者为实《素问》作宝，正指直刺，无针左右，神在秋毫，属意病者，审视血脉，刺之无殆。方刺之时，必在悬阳，及与两衡一作冲，神属勿去，知病存亡。取血脉者，在俞横居，视之独满，切之独坚。

夫气之在脉也，邪气在上，浊气在中，清气在下。故针陷脉则邪气出，针中脉则浊气出，针太深则邪反沉，病益甚。故曰：皮肉筋脉，各有所处，病各有所舍，针各有所宜，各不同形，各以任其所宜，无实实虚虚，损不足，益有余，是为重病，病益甚。取五脉者死，取三脉者恇，夺阴者厥，夺阳者狂，针害毕也。

〔二〕知其所苦。膈有上下，知其气之所在。先得其道，布而涿之《太素》作希而疏之，稍深而留之，故能徐入之。

大热在上者，推而下之。从下上者，引而去之。视前痛者，常先取之。大寒在外，留而补之。入于中者，从合泻之，针所不为，灸之所宜。上气不足，推而扬之；下气不足，积而从之。阴阳皆虚，火自当之。厥而寒甚，骨廉陷下，寒过于膝，下陵三里，阴络所过，得之留止。寒入于中，推而行之。经陷下者，即火当之。结络坚紧，火之所治。不知其苦，两跷之下，男阳女阴，良工所禁，针论毕矣。

〔三〕凡刺，虚者实之，满者泄之，此皆众工之所共知也。若夫法天则地，随应而动，和之若响，随之若影，道无鬼神，独来独往。

凡刺之真，必先治神，五脏已定，九候已明，后乃存针。众脉所《素》作不见，众凶所《素》作弗闻，外内相得，无以形先，可玩往来，乃施于人。虚实之要，五虚勿近，五实勿远，至其当发，间不容瞚，手动若务，针耀而匀。静意视义，观适之变，是谓冥冥，莫知其形，见其乌乌，见其稷稷，从见其飞，不知其谁。伏如横弩，起若发机。刺虚者须其实，刺实者须其虚。经气已至，慎守勿失，深浅在志，远近若一，如临深渊，手如握虎，神无营于众物。

〔四〕黄帝问曰：愿闻禁数。岐伯对曰：脏有要害，不可不察，肝生于左，肺藏于右，心部于表，肾治于里，脾为之使，胃为之市，膈肓之上，中有父母，七节之旁，中有志心《素》作小心，顺之有福，逆之有咎。

〔五〕泻必用方《太素》作员，切而转之，其气乃行，疾入徐出，邪气乃出，伸而迎之，摇大其穴，气出乃疾。补必用员《太素》作方，外引其皮，令当其门，左引其枢，右推其肤，微旋而徐推之，必端以正，安以静，坚心无解，欲微以留，气下而疾出之，推其皮，盖其外门，真气乃存。用针之要，勿忘养神。

〔六〕泻者，以气方盛，以月方满，以日方温，以身方定，以息方吸而纳针，乃复候其方吸而转针，乃复候其方呼而徐引针。补者，行也，行者，移也。刺必中其荣，复以吸排针也。必知形之肥瘦，荣卫血气之衰盛。血气者，人之神，不可不谨养。

形乎形，目瞑瞑，扪其所痛《素》作问其所痛，索之于经，慧然在前，按之弗得，不知其情，故曰形。

神乎神，耳不闻，目明心开而志光，慧然独觉，口弗能言，俱视独见，象若昏，昭然独明，若风吹云，故曰神。三部九候为之原，九针之论不必存。

〔七〕凡刺之而气不至，无问其数；刺之而气至，乃去之，勿复针。针各有所宜，各不同形，各任其所为。刺之要，气至而效，效之信，若风吹云，昭然于天，凡刺之道毕矣。

节之交，凡三百六十五会，知其要者，一言而终，不知其要者，流散无穷，所言节者，神气之所游行出入也，非皮肉筋骨也。

睹其色，察其目，知其散复。一其形，听其动静，知其邪正。右主推之，左持而御之，气至而去之。

凡将用针，必先视脉气之剧易，乃可以治病。五脏之气已绝于内，而用针者反实其外，是谓重竭，重竭必死，其死也静，治之者，辄反其气，取腋与膺；五脏之气已绝于外，而用针者，反实其内，是谓逆厥，逆厥则必死，其死也躁，治之者，反取四末。刺之害，中而不去则精泄；害中而去则致气。精泄则病甚而恇，致气则生为痈疡。

〔八〕刺针必肃，刺肿摇针，经刺勿摇，此刺之道也。

刺诸热者，如手探汤；刺寒清者，如人不欲行。

刺虚者，刺其去；刺实者，刺其来。

刺上关者，呿不能欠；刺下关者，欠不能呿；刺犊鼻者，屈不能伸；刺内关者，伸不能屈。

病高而内者，取之阴陵泉；病高而外者，取之阳陵泉。阴有阳疾者，取之下陵三里，正往无殆，气下乃止，不下复始矣。

针道终始第五

凡刺之道，毕于终始，明知终始，五脏为纪，阴阳定矣。阴者主脏，阳者主腑，阳受气于四肢，阴受气于五脏。故泻者迎之，补者随之，知迎知随，气可令和。和气之方，必通阴阳，五脏为阴，六腑为阳，谨奉天道，请言终始。终始者，经脉为纪，持其脉口人迎，以知阴阳有余不足，平与不平，天道毕矣。所谓平人者，不病也，不病者，脉口人迎应四时也，上下相应而俱往来也。六经之脉不结动也，本末相遇，寒温相守司，形肉血气必相称也，是谓平人。若少气者，脉口人迎俱少而不称尺寸。如是者，则阴阳俱不足，补阳则阴竭，泻阴则阳脱。如是者，可将以甘药，不可饮以至剂。如此者弗灸，不已者，因而泻之，则五脏气坏矣。

人迎一盛，病在足少阳，一盛而躁，在手少阳；人迎二盛，病在足太阳，二盛而躁，在手太阳；人迎三盛，病在足阳明，三盛而躁，在手阳明；人迎四盛，且大且数，名曰溢阳，溢阳为外格。脉口一盛，病在足厥阴，一盛而躁，在手心主；脉口二盛，病在足少阴，二盛而躁，在手少阴；脉口三盛，在足太阴，三盛而躁，在手太阴；脉口四盛，且大且数，名曰溢阴，溢阴为内关，不通者死不治。人迎与太阴脉口俱盛四倍以上，名曰关格，关格者，与之短期。

人迎一盛，泻足少阳而补足厥阴，二泻一补，日一取之，必切而验之，疏取之上，气和乃止。人迎二盛，泻足太阳而补足少阴，二泻一补，二日一取之，必切而验之，疏取之上，气和乃止。人迎三盛，泻足阳明而补足太阴，二泻一补，日一取之，必切而验之，疏取之上，气和乃止。脉口一盛，泻足厥阴而补足少阳，二补一泻，日一取之，必切而验之，气和乃止，疏取之。脉口二盛，泻足少阴而补足太阳，二泻一补，二日一取之，必切而验之，气和乃止，疏取之。脉口三盛，泻足太阴而补足阳明，二补一泻，日二取之，必切而验之，气和乃止，疏取之。所以日二取之者，太阴主胃，大富于谷，故可日二取之也。人迎脉口俱盛四倍以上《灵枢》作三倍，名曰阴阳俱溢，如是者，不开则血脉闭塞，气无所行，流淫于中，五脏内伤。如此者，因而灸之，则变易为他病矣。

凡刺之道，气和乃止，补阴泻阳，音声益彰，耳目聪明，反此者，血气不行。所谓气至而有效者，泻则益虚，虚者，脉大如其故而不坚也，大如故而益坚者，适虽言快，病未去也。补则益实，实者，脉大如其故而益坚也，大如故而不坚者，适虽言快，病未去也。故补则实，泻则虚，病虽不随针减，病必衰去矣。必先通十二经之所生病，而后可传于终始。故阴阳不相移，虚实不相倾，取之其经。

凡刺之属，三刺至谷气，邪澼妄合，阴阳移居，逆顺相反，浮沉异处，四时不相得，稽留淫泆，须针而去，故一刺阳邪出，再刺阴邪出，三刺则谷气至而止。所谓谷气至者，已补而实，已泻而虚，故知谷气至也。邪气独去者，阴与阳未能调而病知愈也。故曰补则实，泻则虚，病虽不随针减，病必衰去矣。此文似解前第三篇中。

阳盛而阴虚，先补其阴，后泻其阳而和之；阴盛而阳虚，先补其阳，后泻其阴而和之。

三脉动于足大指之间，必审其虚实，虚而泻之，是谓重虚，重虚病益甚。凡刺此者，以指按之，脉动而实且疾者，则泻之；虚而徐者，则补之，反此者病益甚。三脉动一作重于大指者，谓阳明在上，厥阴在中，少阴在下。

膺腧中膺，背腧中背，肩髆虚者取之上。重舌，刺舌柱以铍针也。手屈而不伸者，其病在筋；伸而不可屈者，其病在骨。在骨守骨，在筋守筋。

补泻须一方实，深取之，稀按其痏，以极出其邪气。一方虚，浅刺之，以养其脉，疾按其痏，无使邪气得入。邪气之来也紧而疾，谷气之来也徐而和。脉实者，深刺之以泄其气；脉虚者，浅刺之，使精气无得出，以养其脉，独出其邪气。刺诸痛者，深刺之。诸痛者，其脉皆实。

从腰以上者，手太阴、阳明主之；从腰以下者，足太阴、阳明主之。病在下者，高取之；病在上者，下取之。病在头者，取之足；病在腰者，取之腘。病生于头者头重，生于手者臂重，生于足者足重。治病者，先刺其病所从生者也。

春气在毫毛，夏气在皮肤，秋气在分肉，冬气在筋骨，刺此病者，各以其时为齐。刺肥人者，以秋冬为之齐；刺瘦人者，以春夏为之齐。病痛者阴也，痛而以手按之不得者，亦阴也，深刺之。痒者，阳也，浅刺之。病在上者，阳也；在下者，阴也。病先起于阴者，先治其阴而后治其阳；病先起于阳者，先治其阳而后治其阴。久病者，邪气入深。刺此病者，深纳而久留之，间日复刺之，必先调其左右，去其血脉，刺道毕矣。

凡刺之法，必察其形气。形肉未脱，少气而脉又躁，躁厥者一作疾字，必为缪刺之，散气可收，聚气可布。深居静处，占神往来，闭户塞牖，魂魄不散，专意一神，精气之分，无闻人声，以收其精，必一其神，令志在针，浅而留之，微而浮之，以移其神，气至乃休。男女内外，坚拒勿出，谨守勿纳，是谓得气。

针道自然逆顺第六

前系“逆顺肥瘦”文，
后系“根结”文

〔一〕黄帝问曰：愿闻针道自然。岐伯对曰：用自然者，临深决水，不用功力而水可竭也；循掘决冲，不顾坚密而经可通也。此言气之滑涩，血之清浊，行之逆顺也。

问曰：人之黑白肥瘦少长，各有数乎？对曰：年质壮大，血气充盛，皮肤坚固，因加以邪，刺此者，深而留之此肥人也。广肩腋项，肉薄厚皮而黑色，唇临临然者，其血黑以浊，其气涩以迟，其人贪于取予，刺此者，深而留之，多益其数。

问曰：刺瘦人奈何？对曰：瘦人者，皮薄色少，肉廉廉然，薄唇轻言，其血清，其气滑，易脱于气，易损于血，刺此者，浅而疾之。

问曰：刺常人奈何？对曰：视其黑白，各为调之，端正纯厚者，其血气和调，刺此者，无失其常数。

问曰：刺壮士真骨者，奈何？对曰：刺壮士真骨，坚肉缓节验验一作监监然，此人重则气涩血浊，刺此者，深而留之，多益其数。劲则气滑血清，刺此者，浅而疾之也。

问曰：刺婴儿奈何？对曰：婴儿者，其肉脆，血少气弱，刺此者，以毫针，浅刺而疾发针，日再可也。

问曰：临深决水奈何？对曰：血清气滑，疾泻之，则气竭矣。问曰：循掘决冲奈何？对曰：血浊气涩，疾泻之，则气可通也。

〔二〕问曰：逆顺五体，经络之数，此皆布衣匹夫之士也。食血者《九墟》作血食之君，身体柔脆，肤肉软弱，血气慓悍滑利，刺之岂可同乎？对曰：夫膏粱菽藿之味，何可同也？气滑则出疾，气涩则出迟，气悍则针小而入浅，气涩则针大而入深。深则欲留，浅则欲疾，故刺布衣者，深以留，刺王公大人者，微以徐，此皆因其气之慓悍滑利者也。

问曰：形气之逆顺奈何？对曰：形气不足，病气有余，是邪胜也，急泻之。形气有余，病气不足，急补之。形气不足，病气不足，此阴阳俱不足，不可复刺之，刺之则重不足，重不足则阴阳俱竭，血气皆尽，五脏空虚，筋骨髓枯，老者绝灭，壮者不复矣。形气有余，病气有余者，此谓阴阳俱有余也，急泻其邪，调其虚实。故曰：有余者泻之，不足者补之，此之谓也。故曰：刺不知逆顺，真邪相薄，实而补之，则阴阳血气皆溢，肠胃充郭，肺肝内胀，阴阳相错。虚而泻之，则经脉空虚，血气枯竭，肠胃慑辟，皮肤薄著，毛腠夭焦，予之死期。故曰：用针之要，在于知调，调阴与阳，精气乃充，合形与气，使神内藏。故曰：上工平气，中工乱经，下工绝气危生，不可不慎也。必察其五脏之变化，五脉之相应，经脉之虚实，皮肤之柔粗，而后取之也。

针道外揣纵舍第七

〔一〕黄帝问曰：夫九针少则无内，大则无外，恍惚无穷，流溢无极，余知其合于天道人事四时之变也，余愿浑求为一可乎？岐伯对曰：夫唯道焉，非道何可？

大、小、浅、深，离合为一乎哉。故远者，司外揣内，近者，司内揣外，是谓阴阳之极，天地之盖。

〔二〕问曰：持针纵舍奈何？对曰：必先明知十二经之本末，皮肤之寒热，脉之盛衰滑涩。其脉滑而盛者，病日进；虚而细者，久以持；大以涩者，为痛痹；阴阳如一者，病难治。察其本末上下，有热者病常在；其热已衰者，其病亦去矣。因持其尺，察其肉之坚脆、大小、滑涩、寒热、燥湿。因视目之五色，以知五脏而决死生；视其血脉，察其五色，以知寒热痹痛。

问曰：持针纵舍，余未得其意也。对曰：持针之道，欲端以正，安以静，先知虚实，而行疾徐，左手执骨，右手循之，无与肉裹。泻欲端正，补必闭肤，转针导气，邪气不得淫泆，真气以居。

问曰：扞皮开腠理奈何？对曰：因其分肉，左别其肤，微纳而徐端之，适神不散，邪气得去也。

针灸甲乙经卷之六

八正八虚八风大论第一

〔一〕黄帝问曰：岁之所以皆同病者，何气使然？少师对曰：此八正之候也，候此者，常以冬至之日。风从南方来者，名曰虚风，贼伤人者也。其以夜半至者，万民皆卧而不犯，故其岁民少病；其以昼至者，万民懈惰而皆中于邪风，故民多病。虚邪入客于骨而不发于外，至其立春，阳气大发，腠理开，有因立春之日，风从西方来，万民皆中虚风，此两邪相搏，经气结代，故诸逢其风而遇其雨者，名曰遇岁露焉。因岁之和，而少贼风者，民少病而少死；岁多贼风邪气，寒温不和，则民多病而死矣。

问曰：虚邪之风，其所伤贵贱何如？候之奈何？对曰：正月朔日，风从西方来而大，名曰白骨，将国有殃，人多死亡。正月朔日，平旦西北风行，民病多，十有三也。正月朔日，日中北风，夏，民多死者一作多病。正月朔日，平旦北风，春，民多死者。正月朔日，夕时北风，秋，民多死者。正月朔日，天时和温不风，民无病；大寒疾风，民多病。二月丑不风，民多心腹病；三月戌不温，民多寒热病；四月巳不暑，民多瘅病；十月申不寒，民多暴死。诸所谓风者，发屋拔树，扬沙石，起毫毛，发腠理者也。

〔二〕风从其冲后来者，名曰虚风，贼伤人者也，主杀害，必谨候虚风而谨避之。避邪之道，如避矢石，然后邪弗能害也。

风从南方来，名曰大弱风，其伤人也，内舍于心，外在于脉，其气主为热。

风从西南方来，名曰谋风，其伤人也，内舍于脾，外在于肌肉，其气主为弱。

风从西方来，名曰刚风，其伤人也，内舍于肺，外在于皮肤，其气主为燥。

风从西北方来，名曰折风，其伤人也，内舍于小肠，外在于手太阳之脉，脉绝则泄，脉闭则结不通，善暴死。

风从北方来，名曰大刚风，其伤人也，内舍于肾，外在于骨与肩背之膂筋，其气主为寒。

风从东北方来，名曰凶风，其伤人也，内舍于大肠，外在于两胁腋骨下及肢节。

风从东方来，名曰婴儿风，其伤人也，内舍于肝，外在于筋纽，其气主为湿。

风从东南方来，名曰弱风，其伤人也，内舍于胃，外在于肌，其气主为体重。

凡此八风者，皆从其虚之乡来，乃能病人，三虚相薄，则为暴病卒死；两实一虚，则为淋露寒热；犯其雨湿之地，则为痿。故圣人避邪，如避矢石。其三虚偏中于邪风，则为击仆偏枯矣。

〔三〕问曰：四时八风之中人也，因有寒暑，寒则皮肤急，腠理闭，暑则皮肤缓，腠理开。贼风邪气，因得以入乎？将必须八正风邪，乃能伤人乎？对曰：贼风邪气之中人也，不得以时，然必因其开也，其入深，其内亟一作极也疾，其病人也卒暴；因其闭也，其入浅以留，其病人也徐以迟。问曰：其有寒温和适，腠理不开，然有卒病者，其故何也？对曰：人虽平居，其腠理开闭缓急，固常有时也。夫人与天地相参，与日月相应，故月满则海水西盛，人血气积，肌肉充，皮肤致，毛发坚，腠理郄，烟垢著，当是之时，虽遇贼风，其入浅，亦不深。到其月郭空，则海水东盛，人血气虚，其卫气去，形独居，肌肉减，皮肤缓，腠理开，毛发薄，腘垢泽，当是之时，遇贼风，其入深，其病人卒暴。

问曰：人有卒然暴死者，何邪使然？对曰：得三虚者，其死疾；得三实者，邪不能伤也。乘年之衰，逢月之空，失时之和，人气乏少，因为贼风邪气所伤，是谓三虚。故论不知三虚，工反为粗。若逢年之盛，遇月之满，得时之和，虽有贼风邪气，不能伤也。

逆顺病本末方宜形志大论第二

〔一〕黄帝问曰：治民治身，可得闻乎？岐伯对曰：

治民与自治，治彼与治此，治小与治大，治国与治家，未有逆而能治者，夫惟顺而已矣。故入国问其俗，临病人问所便。问曰：便病奈何？对曰：中热消瘅则便寒，寒中之属则便热。胃中热则消谷，令人悬心善饥，脐以上皮热；肠中热，则出黄如糜色，脐以下皮寒。胃中寒则填胀；肠中寒则肠鸣飧泄。胃中寒，肠中热，则胀且泄；胃中热，肠中寒，则疾饥，少腹痛胀。

问曰：胃欲寒饮，肠欲热饮，两者相逆，治之奈何？对曰：春夏先治其标，后治其本；秋冬先治其本，后治其标。

问曰：便其相逆者奈何？对曰：便此者，食饮衣服，欲适寒温，寒无凄怆，暑无出汗。食饮者，热无灼灼，寒无沧沧，寒温中适，故气搏持，乃不致邪僻。

〔二〕先病而后逆者，治其本；先逆而后病者，治其本。先寒而后生病者，治其本；先病而后生寒者，治其本。先热而后生病者，治其本；先病而后生热者，治其本。先热而后生中满者，治其标。先病而后泄者，治其本；先泄而后生他病者，治其本，必先调之，乃治其他病。先病而后中满者，治其标；先中满而后烦心者，治其本。人有客气同气同一作固，小大不利治其标；小大便利治其本。病发而有余，本而标之，先治其本，后治其标；病发而不足，标而本之，先治其标，后治其本。谨察间甚而调之，间者并行，甚者独行。小大不利而后生他病者，治其本。

〔三〕东方滨海傍水，其民食鱼嗜咸。鱼者使人热中，咸者胜血，其民皆黑色疏理，其病多壅肿，其治宜砭石。

西方水土刚强，其民华食而脂肥，故邪不能伤其形体，其病生于内，其治宜毒药。

北方风寒冰冽，其民乐野处而乳食，脏寒生病，其治宜灸焫。

南方其地下，水土弱，雾露之所聚也，其民嗜酸而食臊，故致理而赤色，其病挛痹，其治宜微针。

中央其地平以湿，天地所生物者众，其民食杂而不劳，故其病多痿厥寒热，其治宜导引按跷。故圣人杂合以治，各得其宜。

〔四〕形乐志苦，病生于脉，治之以灸刺；形苦志乐，病生于筋，治之以熨引；形乐志乐，病生于肉，治之以针石；形苦志苦，病生于困竭一作咽喝，治之以甘药；形数惊恐，经络不通，病生于不仁，治之以按摩醪醴，是谓五形志。故曰：刺阳明出血气，刺太阳出血恶气，刺少阳出气恶血，刺太阴出气恶血，刺少阴出气恶血，刺厥阴出血恶气。

五脏六腑虚实大论第三

黄帝问曰：刺法言“有余泻之，不足补之”，何谓也？岐伯对曰：神有有余，有不足；气有有余，有不足；血有有余，有不足；形有有余，有不足；志有有余，有不足。心藏神，肺藏气，肝藏血，脾藏肉，肾藏志，志意通达，内连骨髓，而成形。五脏之道，皆出于经渠，以行血气，血气不和，百病乃变化而生，故守经渠焉。

神有余则笑不休，不足则忧《素问》作悲，王冰曰：作忧者误，血气未并，五脏安定，邪客于形，凄厥《素问》作洒淅起于毫毛，未入于经络，故命曰神之微。神有余则泻其小络之血，出血勿之深斥，无中其大经，神气乃平。神不足者，视其虚络，切而致之，刺而和之，无出其血，无泄其气，以通其经，神气乃平。问曰：刺微奈何？对曰：按摩勿释，著针勿斥，移气于足《素问》作不足，神气乃得复。

气有余则喘咳上气，不足则息利少气，血气未并，五脏安定，皮肤微病，命曰白气微泄。有余则泻其经渠，无伤其经，无出其血，无泄其气；不足则补其经渠，无出其气。问曰：刺微奈何？对曰：按摩勿释，出针视之，曰：故《素问》故作我将深之。适人必革，精气自伏，邪气乱散，无所休息，气泄腠理，真气乃相得。

血有余则怒，不足则悲《素问》作恐。血气未并，五脏安定，孙络外溢，则络有留血。有余则刺其盛经，出其血；不足则视其虚，纳针其脉中，久留之，血至《素问》作而视脉大，疾出其针，无令血泄。问曰：刺留血奈何？对曰：视其血络，刺出其血，无令恶血得入于经，以成其病。

形有余则腹胀，泾溲不利；不足则四肢不用。血气未并，五脏安定，肌肉蠕一作溢动，名曰微风。有余则泻其阳经，不足则补其阳络。问曰：刺微奈何？对曰：取分肉间，无中其经，无伤其络，卫气得复，邪气乃索。

志有余则腹胀飧泄，不足则厥。血气未并，五脏安定，骨节有伤。有余则泻然筋血者，出其血；不足则补其复溜。问曰：刺未并奈何？对曰：即取之，无中其经，以去其邪，乃能立虚。

问曰：虚实之形，不知其何以生？对曰：血气已并，阴阳相倾，气乱于卫，血逆于经，血气离居，一实一虚。血并于阴，气并于阳，故为惊狂；血并于阳，气并于阴，乃为炅中。血并于上，气并于下，心烦闷，善怒；血并于下，气并于上，乱而喜忘《素》作善忘。问曰：血并于阴，气并于阳，如是血气离居，何者为实，何者为虚？对曰：血气者，喜温而恶寒，寒则泣不流，温则消而去之，是故气之所并为血虚，血之所并为气虚。

问曰：人之所有者，血与气耳。乃言血并为虚，气并为虚，是无实乎？对曰：有者为实，无者为虚，故气并则无血，血并则无气，今血与气相失，故为虚焉。络之与孙脉俱注一作输于经，血与气并，则为实焉。血之与气并走于上，则为大厥，厥则暴死，气复反则生，不反则死。

问曰：实者何道从来？虚者何道从去？对曰：夫阴与阳，皆有输会，阳注于阴，阴满之外，阴阳紃音巡平《素》作均平，以充其形，九候若一，名曰平人。夫邪之所生，或生于阳，或生于阴。其生于阳者，得之风雨寒暑；其生于阴者，得之饮食起居，阴阳喜怒。

问曰：风雨之伤人奈何？对曰：风雨之伤人，先客于皮肤，传入于孙脉，孙脉满则传入于络脉，络脉满乃注于大经脉，血气与邪气并客于分腠之间，其脉坚大，故曰实。实者外坚充满不可按，按之则痛。问曰：寒湿之伤人奈何？对曰：寒湿之中人也，皮肤收《素问》作不收，肌肉坚紧，营血涩，卫气去，故曰虚。虚者摄辟，气不足，血涩，按之则气足温之，故快然而不痛。

问曰：阴之生实奈何？对曰：喜怒不节，则阴气上逆，上逆则下虚，下虚则阳气走之，故曰实。问曰：阴之生虚奈何？对曰：喜则气下，悲则气消，消则脉空虚，因寒饮食，寒气动脏一作重满，则血泣气去，故曰虚。

问曰：阳虚则外寒，阴虚则内热，阳盛则外热，阴盛则内寒，不知所由然？对曰：阳受气于上焦，以温皮肤分肉之间，今寒气在外，则上焦不通，不通则寒独留于外，故寒栗。有所劳倦，形气衰少，谷气不盛，上焦不行，下焦《素问》作下脘不通，胃气热熏胸中，故内热。上焦不通利，皮肤致密，腠理闭塞《素问》下有玄府二字不通，卫气不得泄越，故外热。厥气上逆，寒气积于胸中而不泻，不泻则温气去，寒独留，则血凝泣，凝则腠理不通，其脉盛大以涩，故中寒。

问曰：阴与阳并，血气已并，病形已成，刺之奈何？对曰：刺此者，取之经渠，取血于营，取气于卫，用形哉，因四时多少高下。问曰：血气已并，病形已成，阴阳相倾，补泻奈何？对曰：泻实者，气盛乃纳针，针与气俱纳，以开其门，如利其户，针与气俱出，精气不伤，邪气乃下，外门不闭，以出其疾，摇大其道，如利其路，是谓大泻。必切而出，大气乃屈。问曰：补虚奈何？对曰：持针勿置，以定其意，候呼纳针，气出针入，针空四塞，精无从去，方实而疾出针，气入针出，热不得还，闭塞其门，邪气布散，精气乃得存，动无后时《素问》作动气后时，近气不失，远气乃来，是谓追之。

问曰：虚实有十，生于五脏五脉耳。夫十二经脉者，皆生百《素》作其病，今独言五脏。夫十二经脉者，皆络三百六十五节，节有病，必被经脉，经脉之病者，皆有虚实。何以合之乎？对曰：五脏与六腑为表里，经络肢节各生虚实，视其病所居，随而调之。病在血，调之脉；病在血，调之络；病在气，调诸卫；病在肉，调之分肉；病在筋，调之筋；病在骨，调之骨。燔针劫刺其下及与急者。病在骨，焠针药熨。病不知所痛，两跷为上。身形有痛，九候莫病，则缪刺之；病在于左而右脉病者，则巨刺之。必谨察其九候，针道毕也。

阴阳清浊顺治逆乱大论第四

黄帝问曰：经脉十二者，别为五行，分为四时，何失而乱？何得而治？岐伯对曰：五行有序，四时有分，相顺而治，相逆而乱。问曰：何谓相顺而治？对曰：经脉十二以应十二月，十二月者，分为四时，四时者，春夏秋冬，其气各异。营卫相随，阴阳以和，清浊不相干，如是则顺而治矣。问曰：何谓相逆而乱？对曰：清气在阴，浊气在阳，营气顺脉，卫气逆行，清浊相干，乱于胸中，是谓大悗。故气乱于心，则烦心密默，俯首静伏；乱于肺，则俯仰喘喝，按手以呼；乱于肠胃，则为霍乱；乱于臂胫，则为四厥；乱于头，则为厥逆，头痛一作头重眩仆。

气在心者，取之手少阴心主之俞；气在于肺者，取之手太阴荥，足少阴俞；气在于肠胃者，取之手足太阴、阳明，不下者取之三里；气在于头者，取之天柱、大杼，不知，取足《灵枢》作手太阳之荥俞；气在臂足者，先去血脉，后取其阳明、少阳之荥俞。

徐入徐出，是谓之导气，补泻无形，是谓之同精。是非有余不足也，乱气之相逆也。

四时贼风邪气大论第五

〔一〕黄帝问曰：有人于此，并行并立，其年之长少等也，衣之厚薄均也，卒然遇烈风疾雨，或病或不病，或皆死，其故何也？岐伯对曰：春温风，夏阳风，秋凉风，冬寒风。凡此四时之风者，其所病各不同形。黄色薄皮弱肉者，不胜春之虚风；白色薄皮弱肉者，不胜夏之虚风；青色薄皮弱肉者，不胜秋之虚风；赤色薄皮弱肉者，不胜冬之虚风。问曰：黑色不病乎？对曰；黑色而皮厚肉坚，固不能伤于四时之风。其皮薄而肉不坚，色不一者，长夏至而有虚风者，病矣；其皮厚而肌肉坚者，长夏至而有虚风者，不病矣；其皮厚而肌肉坚者，必重感于寒，内外皆然，乃病也。

〔二〕问曰：贼风邪气之伤人也，令人病焉，今有不离屏蔽，不出室穴之中，卒然而病者，其故何也？对曰：此皆尝有所伤于湿气，藏于血脉之中，分肉之间，久留而不去，若有所坠堕，恶血在内而不去，卒然喜怒不节，饮食不适，寒温不时，腠理闭不通《素》下有其开二字，而适遇风寒，则血气凝结，与故邪相袭，则为寒痹。其有热则汗出，汗出则受风，虽不遇贼风邪气，必有因加而发矣。问曰：夫子之所言，皆病人所自知也，其无遇邪风，又无怵惕之志，卒然而病，其故何也？唯有因鬼神之事乎？对曰：此亦有故邪留而未发也，因而志有所恶，及有所慕，血气内乱，两气相薄，其所从来者微，视之不见，听之不闻，故似鬼神。问曰：其有祝由而已者，其故何也？对曰：先巫者，因知百病之胜，先知百病之所从者，可祝由而已也。

内外形诊老壮肥瘦病旦慧夜甚大论第六

〔一〕黄帝问曰：人之生也，有刚有柔，有弱有强，有短有长，有阴有阳，愿闻其方。岐伯对曰：阴中有阳，阳中有阴，审知阴阳，刺之有方。得病所始，刺之有理，谨度病端，与时相应，内合于五脏六腑，外合于筋骨皮肤，是故内有阴阳，外有阴阳。有内者，五脏为阴，六腑为阳；有外者，筋骨为阴，皮肤为阳。故曰：病在阴之阴者，刺阴之荥俞；病在阳之阳者，刺阳之合；病在阳之阴者，刺阴之经；病在阴之阳者，刺阳之络。病在阳者名曰风，病在阴者名曰痹，阴阳俱病名曰风痹。病有形而不痛者，阳之类；无形而痛者，阴之类。无形而痛者，其阳完《九墟》完作缓，下同而阴伤，急治其阳，无攻其阴《九墟》作急治其阴，无攻其阳；有形而不痛者，其阴完而阳伤，急治其阴，无攻其阳《九墟》作急治其阳，无攻其阴；阴阳俱动，乍有乍无，加以烦心，名曰阴胜其阳，此谓不表不里，其形不久也。

问曰：形气病之先后，内外之应奈何？对曰：风寒伤形，忧恐忿怒伤气。气伤脏，乃病脏；寒伤形，乃应形；风伤筋脉，筋脉乃应。此形气内外之相应也。问曰：刺之奈何？对曰：病九日者，三刺而已；病一月者，十刺而已。多少远近，以此衰之。久痹不去身者，视其血络，尽去其血。问曰：外内之病，难易之治奈何？对曰：形先病而未入脏者，刺之半其日；脏先病而形乃应者，刺之倍其日，此外内难易之应也。

〔二〕问曰：何以知其皮肉血气筋骨之病也？对曰：色起两眉间薄泽者，病在皮；唇色青黄赤白黑者，病在肌肉；营气濡然者，病在血气《千金方》作脉；目色青黄赤白黑者，病在筋；耳焦枯受尘垢者，病在骨。

问曰：形病何如？取之奈何？对曰：皮有部，肉有柱，气血有俞《千金翼方》下有筋有结，骨有属。问曰：愿尽闻其故。对曰：皮之部，俞在于四末；肉之柱，在臂胻诸阳肉分间与足少阴分间；气血之俞，在于诸络脉，气血留居则盛而起；筋部无阴无阳，无左无右，候病所在；骨之属者，骨空之所以受液而溢脑髓者也。问曰：取之奈何？对曰：夫病之变化，浮沉浅深，不可胜穷，各在其处，病间者浅之，甚者深之，间者少之，甚者众之，随变而调气，故曰上工也。

问曰：人之肥瘦小大寒温，有老壮少小之别奈何？对曰：人年五十以上为老，三十以上为壮，十八以上为少，六岁以上为小。问曰：何以度其肥瘦？对曰：人有脂，有膏，有肉。问曰：别此奈何？对曰：䐃肉坚，皮满者，脂。䐃肉不坚，皮缓者，膏。皮肉不相离者，肉。问曰：身之寒温何如？对曰：膏者，其肉淖而粗理者身寒，细理者身热。脂者，其肉坚，细理者和《灵》作热，粗理者寒。少肉者寒温之症未详。

问曰：其肥瘦大小奈何？对曰：膏者，多气而皮纵缓，故能纵腹垂腴；肉者，身体容大；脂者，其身收小。问曰：三者之气血多少何如？对曰：膏者多气，多气者热，热者耐寒也；肉者多血，多血者则形充，形充者则平也；脂者，其血清，气滑少，故不能大。此别于众人也。问曰：众人如何？对曰：众人之皮肉脂膏不能相加也，血与气不能相多也，故其形不小不大，各自称其身，名曰众人。问曰：治之奈何？对曰：必先别其三形，血之多少，气之清浊，而后调之，治无失常经。是故膏人者，纵腹垂腴；肉人者，上下容大；脂人者，虽脂不能大。

〔三〕问曰：病者多以旦慧昼安，夕加夜甚者，何也？对曰：春生夏长，秋收冬藏，是气之常也，人亦应之。以一日一夜分为四时之气，朝为春，日中为夏，日入为秋，夜为冬。朝则人气始生，病气衰，故旦慧；日中则人气长，长则胜邪，故安；夕则人气始衰，邪气始生，故加；夜半人气入藏，邪气独居于身，故甚。

问曰：其时有反者，何也？对曰：是不应四时之气，脏独主其病者，是必以脏气之所不胜时者甚，以其所胜时者起也。问曰：治之奈何？对曰：顺天之时，而病可与期，顺者为工，逆者为粗也。

阴阳大论第七

〔一〕阴静阳躁，阳生阴长，阳杀阴藏，阳化气，阴成形。寒极生热，热极生寒，寒气生浊，热气生清，清气在下则生飧泄，浊气在上则生䐜胀，此阴阳反作，病之逆顺也。故清阳为天，浊阴为地，地气上为云，天气下为雨，雨出地气，云出天气，故清阳出上窍，浊阴出下窍，清阳发腠理，浊阴走五脏，清阳实四肢，浊阴归六腑。水为阴，火为阳，阳为气，阴为味，味归形。形归气，气归精，精归化。精食气，形食味。化生精，气生形。味伤形，气伤精。精化为气，气伤于味。阴味出下窍，阳气出上窍。味厚者为阴，薄为阴之阳，气厚者为阳，薄为阳之阴。味厚则泄，薄则通，气薄则发泄，厚则发热。壮火之气衰，少火之气壮，壮火食气，气食少火，壮火散气，少火生气。气味辛甘发散为阳，酸苦涌泄为阴。阴胜则阳病，阳胜则阴病，阴病则热，阳病则寒《素问》作阳胜则热，阴胜则寒。重寒则热，重热则寒。寒伤形，热伤气，气伤痛，形伤肿，故先痛而后肿者，气伤形也；先肿而后痛者，形伤气也。风胜则动，热胜则肿，燥胜则干，寒胜则浮，湿胜则濡泄。天有四时五行，以生长收藏，以生寒暑燥湿风；人有五脏化为五气，以生喜怒悲忧恐。故喜怒伤气，寒暑伤形，暴怒伤阴，暴喜伤阳，厥气上行，满脉去形。故曰：喜怒不节，寒暑过度，生乃不固。重阴必阳，重阳必阴，此阴阳之变也。

夫阴在内，阳之守也；阳在外，阴之使也。阳胜则身热，腠理闭，喘息粗，为之后闷《素问》作俯仰，汗不出而热，齿干以烦闷，腹胀死，耐冬不耐夏；阴胜则身寒，汗出身常清，数栗而寒，寒则厥，厥则腹满死，耐夏不耐冬。此阴阳更胜之变，病之形能也。问曰：调此二者奈何？对曰：能知七损八益则二者可调也，不知用此则早衰矣。

清阳上天，浊阴归地。天气通于肺，地气通于咽，风气通于肝，雷气通于心，谷气通于脾，雨气通于肾。六经为川，肠胃为海，九窍为水注之气。暴风象雷，逆气象阳。故治不法天之纪，不用地之理，则灾害至矣。

邪风之至，疾如风雨，故善治者治皮毛，其次治肌肤，其次治筋脉，其次治六腑，其次治五脏。治五脏者，半生半死矣。

故天之邪气，感则害五脏；水谷之寒热，感则害六腑；地之湿气，感则害皮肉筋脉。故善用针者，从阴引阳，从阳引阴，以右治左，以左治右，以我知彼，以表知里，以观过与不及之理，见微得过，用之不殆。善诊者，察色按脉，先别阴阳。审清浊而知部分；视喘息，听声音而知病所苦；观权衡，视规矩而知病所生；按尺寸，观浮沉滑涩而知病所在。以治则无过，以诊则无失矣。故曰：病之始起，可刺而已；其盛也，可待衰而已。故因其轻而扬之，因其重而减之，因其衰而彰之。形不足者，温之以气；精不足者，补之以味；其高者，因而越之；其下者，引而竭之；中满者，泻之于内；其有形者，渍形以为汗；其在皮者，汗而发之；其慓悍者，按而收之；其实者，散而泻之。审其阴阳，以别柔刚，阳病治阴，阴病治阳，定其血气，各守其乡，血实宜决之，气实宜掣之引之。

〔二〕阳从右，阴从左《素问》作阳从左，阴从右，老从上，少从下。是以春夏归阳为生，归秋冬为死，反之，则归秋冬为生。是以气之多少，逆顺皆为厥。有余者厥也，一上不下，寒厥到膝，少者秋冬死，老者秋冬生。气上不下，头痛巅疾，求阳不得，求之于阴《素问》作求阴不审，五部隔无征，若居旷野，若伏空室，绵绵乎属不满目。

〔三〕冬三月之病，在理已尽，草与柳叶皆杀，春阴阳皆绝，期在孟春。冬三月之病，病合阳者，至春正月脉有死征，皆归于春《素问》作始春。春三月之病，曰阳杀，阴阳皆绝，期在草干。夏三月之病，至阴不过十日。阴阳交，期在溓水。秋三月之病，三阳俱起，不治自已。阴阳交合者，立不能坐，坐不能起，三阳独至，期在石水，二阴独至，期在盛水。

正邪袭内生梦大论第八

黄帝问曰：淫邪泮衍奈何？岐伯对曰：正邪从外袭内，未有定舍，反淫于脏，不得定处，与营卫俱行，而与魂魄飞扬，使人卧不得安而喜梦。凡气淫于腑，则有余于外，不足于内；气淫于脏，则有余于内，不足于外。

问曰：有余不足有形乎？对曰：阴盛则梦涉大水而恐惧，阳盛则梦蹈大火而燔焫，阴阳俱盛则梦相杀毁伤。上盛则梦飞，下盛则梦堕；甚饱则梦予，甚饥则梦取。肝气盛则梦怒，肺气盛则梦恐惧哭泣，心气盛则梦喜笑及恐怖，脾气盛则梦歌乐，体重，手足不举，肾气盛则梦腰脊两解而不属。凡此十二盛者，至而泻之立已。

厥气客于心，则梦见丘山烟火；客于肺，则梦飞扬，见金铁之器及奇物；客于肝，则梦见山林树木；客于脾，则梦见丘陵大泽，坏屋风雨；客于肾，则梦临渊，没居水中；客于膀胱，则梦游行；客于胃，则梦饮食；客于大肠，则梦见田野；客于小肠，则梦见聚邑街衢一作冲衢；客于胆，则梦见斗讼自刳；客于阴器，则梦接内；客于项，则梦斩首；客于胻则梦行走不能前，及居深地窌苑中；客于股肱，则梦礼节拜跪；客于胞脏，则梦溲便利。凡此十五不足者，至而补之立已。

五味所宜五脏生病大论第九

〔一〕黄帝问曰：谷气有五味，其入五脏，分别奈何？岐伯对曰：胃者，五脏六腑之海，水谷皆入于胃，五脏六腑皆禀于胃，五味各走其所喜。故谷味酸，先走肝。《九卷》又曰：酸入胃，其气涩一作涩以收，不能出入，不出则留于胃中，胃中和温则下注于膀胱，膀胱之胞薄以软，得酸则缩绻，约而不通，水道不行，故癃。阴者，积筋之所以终聚也，故酸入胃而走于筋。《素问》曰：酸走筋，筋病无多食酸。其义相顺。又曰：肝欲辛，多食酸，则肉胝䐢而唇揭。谓木胜土也。木辛与《九卷》义错，《素问》肝欲辛作欲酸。

苦先走心。《九卷》又曰：苦入胃，五谷之气皆不能胜苦，苦入下脘，下脘者，三焦之路，皆闭而不通，故气变呕也。齿者，骨之所终也，故苦入胃而走骨，入而复出，齿必黧疏，是知其走骨也。苦走心，此云走骨者，水火相济，骨气通于心。《素问》曰：苦走骨，骨病无多食苦。其义相顺。又曰：心欲酸，食苦，则皮槁而毛拔。谓火胜金也。火酸与《九卷》义错。

甘先走脾。《九卷》又曰：甘入胃，其气弱少，不能上至上焦，而与谷俱留于胃中。甘者，令人柔润也，胃柔则缓，缓则虫动，虫动则令人心闷。其气通于皮，故曰甘走皮。皮者，肉之余，盖皮虽属肺，与肉连体，故甘润肌肉并皮也。《素问》曰：甘走肉，肉病无多食甘。其义相顺。又曰：多食甘，则骨痛而发落。谓土胜水也与《九卷》不错。

辛先走肺。《九卷》又曰：辛入胃，其气走于上焦，上焦者，受诸气而营诸阳者也。姜韭之气熏至营卫，营卫不时受之，久留于心下，故洞一作煴心。辛者，与气俱行，故辛入胃，则与汗俱出矣《千金》云：辛入胃而走气，与气俱出，故气盛。《素问》曰：辛走气，气病无多食辛。其义相顺。又曰：肺欲苦，多食辛，则筋急而爪枯，谓金胜木也。肺欲苦与《九卷》义错。

咸先走肾。《九卷》又曰：咸入胃，其气上走中焦，注于诸脉，脉者，血之所走也，血与咸相得则血涘一作凝，下同，血涘则胃中汁注之，注之则胃中竭，竭则咽路焦，故舌干而善渴。血脉者，中焦之道，故咸入而走血矣。咸先走肾，此云走血者，肾合三焦，血脉虽属肝心，而为中焦之道，故咸入而走血矣。《素问》曰：咸走血，血病无多食咸。其义相顺。又曰多食咸，则脉涘泣而变色。谓水胜火也。虽俱言血脉，其义不同。

谷气营卫俱行，津液已行，营卫大通，乃化糟粕以次传下。

问曰：营卫俱行奈何？对曰：谷始入于胃，其精微者，先出于胃之两焦，以溉五脏，别出两焦，行于营卫之道，其大气之揣揣一作搏而不行者，积于胸中，名曰气海，出于肺，循于喉咙，故呼则出，吸则入。天地之精气，其大数常出三而入一，故谷不入，半日则气衰，一日则气少矣。

问曰：谷之五味可得闻乎？对曰：五谷：粳米甘，麻《素问》作小豆酸，大豆咸，小麦苦，黄黍辛。五果：枣甘，李酸，栗咸，杏苦，桃辛。五畜：牛肉甘，犬肉酸，豕肉咸，羊肉苦，鸡肉辛。五菜：葵甘，韭酸，藿咸，薤苦，葱辛。五色：黄宜甘，青宜酸，黑宜咸，赤宜苦，白宜辛。

脾病者，宜食粳米、牛肉、枣、葵。甘者入脾用之。心病者，宜食麦、羊肉、杏、薤。苦者入心用之。肾病者，宜食大豆、豕肉、栗、藿。咸者入肾用之。肺病者，宜食黍、鸡肉、桃、葱。辛者入肺用之。肝病者，宜食麻、犬肉、李、韭。酸者入肝用之。肝病禁辛，心病禁咸，脾病禁酸，肺病禁苦，肾病禁甘。

〔二〕肝，足厥阴少阳主治，肝苦急，食甘以缓之。心，手少阴太阳主治，心苦缓，食酸以收之。脾，足太阴阳明主治，脾苦湿，急食苦以燥之。肺，手太阴阳明主治，肺苦气上逆，急食苦以泄之。肾，足少阴太阳主治，肾苦燥，急食辛以润之。开腠理，致津液，通气也。

毒药攻邪，五谷为养，五果为助，五畜为益，五菜为充，气味合而服之，以补精益气。此五味者，各有所利，辛散，酸收，甘缓，苦坚，咸软。

肝病者，两胁下痛引少腹，令人善怒。虚则目𥆧𥆧无所见，耳无所闻，善恐，如人将捕之，取其经厥阴与少阳血者。气逆则头痛，耳聋不聪，颊肿，取血者。又曰：徇蒙招尤，目瞑耳聋，下实上虚，过在足少阳、厥阴，甚则入肝。

心病者，胸中痛，胁支满，两胠下痛，膺背肩胛间痛，两臂内痛。虚则胸腹大，胁下与腰相引而痛，取其经少阴、太阳血者《素问》云舌下血者。其变病，刺郄中血者。又曰：胸中痛，支满，腰脊相引而痛，过在手少阴、太阳《素问》云：心烦头痛，病在膈中，过在手巨阳、少阴。

脾病者，身重善饥，肌肉萎，足不收行，善瘛疭，脚下痛，虚则腹胀，肠鸣飧泄，食不化，取其经太阴、阳明、少阴血者。又曰：腹满䐜胀，支满胠胁，下厥上冒，过在足太阴、阳明。

肺病者，喘咳逆气，肩背痛，汗出，尻阴股膝挛，髀腨胻足皆痛。虚则少气不能报息，耳聋，喉咙干，取其经手太阴足太阳外，厥阴内少阴血者。又曰：咳嗽上气，病《素问》作厥在胸中，过在手阳明、太阴。

肾病者，腹大胫肿痛，咳喘身重，寝汗出，憎风。虚则胸中痛，大肠小肠《素问》作大腹小腹痛，清厥，意不乐，取其经少阴、太阳血者。又曰：头痛癫疾，下虚上实，过在足少阴、太阳，甚则入肾。

五脏传病大论第十

〔一〕病在肝，愈于夏，夏不愈，甚于秋，秋不死，持于冬，起于春。病在肝，愈于丙丁，丙丁不愈，加于庚辛，庚辛不加《素问》作不死。下同，持于壬癸，起于甲乙。禁当风。病在肝，平旦慧，下晡甚，夜半静。

病在心，愈于长夏，长夏不愈，甚于冬，冬不死，持于春，起于夏。病在心，愈于戊己，戊己不愈，加于壬癸，壬癸不加，持于甲乙，起于丙丁。禁衣温食热。病在心，日中慧，夜半甚，平旦静。

病在脾，愈于秋，秋不愈，甚于春，春不死，持于夏，起于长夏。病在脾，愈于庚辛，庚辛不愈，加于甲乙，甲乙不加，持于丙丁，起于戊己。禁温衣湿地《素问》云：禁温衣饱食，湿地濡衣。病在脾，日昳慧，平旦《素问》作日出甚，下晡静。

病在肺，愈于冬，冬不愈，甚于夏，夏不死，持于长夏，起于秋。病在肺，愈于壬癸，壬癸不愈，加于丙丁，丙丁不加，持于戊己，起于庚辛。禁寒衣冷饮食。病在肺，下晡慧，日中甚，夜半静。

病在肾，愈于春，春不愈，甚于长夏，长夏不死，持于秋，起于冬。病在肾，愈于甲乙，甲乙不愈，加于戊己，戊己不加，持于庚辛，起于壬癸。禁犯焠烪，无食热，无温衣《素问》作犯焠烪热食温炙衣。病在肾，夜半慧，日乘四季甚，下晡静。

邪气之客于身也，以胜相加，至其所生而愈，至其所不胜而甚，至其所生而持，自得其位而起。

〔二〕肾移寒于脾，痈肿少气。脾移寒于肝，痈肿筋挛。肝移寒于心，狂，膈中。心移寒于肺，为肺消。肺消者饮一溲二，死不治。肺移寒于肾，为涌水。涌水者，按其腹不坚，水气客于大肠，疾行肠鸣濯濯，如囊裹浆，治主肺者《素问》作水之病也。脾移热于肝，则为惊衄。肝移热于心则死。心移热于肺，传为膈消。肺移热于肾，传为柔痉。肾移热于脾，传为虚，肠澼死，不可治。胞移热于膀胱，则癃，溺血。膀胱移热于小肠，膈肠不便，上为口糜。小肠移热于大肠，为虙瘕，为沉。大肠移热于胃，善食而瘦，名曰食㑊。又胃移热于胆，亦名食㑊。胆移热于脑，则辛頞鼻渊。鼻渊者，浊涕下不止也，传为衄蔑瞑目，故得之厥也。

〔三〕五脏受气于其所生，传之于其所胜，气舍于其所生，死于其所不胜，病之且死，必先传其所行至不胜乃死。此言气之逆行也，故死。肝受气于心，传之于脾，气舍于肾，至肺而死。心受气于脾，传之于肺，气舍于肝，至肾而死。脾受气于肺，传之于肾，气舍于心，至肝而死。肺受气于肾，传之于肝，气舍于脾，至心而死。肾受气于肝，传之于心，气舍于肺，至脾而死。此皆逆死也，一日一夜五分之，此所以占死者之早暮也。

〔四〕黄帝问曰：余受九针于夫子，而私览于诸方，或有导引行气，按摩灸熨，刺爇饮药，一者可独守耶，将尽行之乎？岐伯对曰：诸方者，众人之方也，非一人之所尽行也。

问曰：此乃所谓守一勿失，万物毕者也。余已闻阴阳之要，虚实之理，倾移之过，可治之属。愿闻病之变化，淫传绝败，而不可治者，可得闻乎？对曰：要乎哉问，道昭乎其如旦醒，窘乎其如夜瞑，能被而服之，神与俱成，毕将服之，神自得之，生神之理，可著于竹帛，不可传之于子孙也。问曰：何谓旦醒？对曰：明于阴阳，如惑之解，如醉之醒。问曰：何谓夜瞑？对曰：喑乎其无声，漠乎其无形，折毛发理，正气横倾，淫邪泮衍，血脉传留，大气入脏，腹痛下淫，可以致死，不可以致生。

〔五〕问曰：大气入脏奈何？对曰：病先发于心，心痛，一日之肺，喘咳，三日之肝，胁支满，五日之脾，闭塞不通，身体重，三日不已，死。冬夜半，夏日中。

病先发于肺，喘咳，三日之肝，胁支满，一日之脾而身体痛，五日之胃而胀，十日不已，死。冬日入，夏日出。

病先发于肝，头痛目眩，胁多满，一日之脾而身体痛，五日之胃而腹胀，三日之肾，腰脊少腹痛，胻酸，三日不已，死。冬日中《素问》作日入，夏早食。

病先发于脾，身痛体重，一日之胃而胀，二日之肾，少腹腰脊痛，胻酸，三日之膀胱，背膂筋痛，小便闭，十日不已，死。冬人定，夏晏食。

病先发于胃，胀满，五日之肾，少腹腰脊痛，胻酸，三日之膀胱，背膂筋痛，小便闭，五日而上之脾，身痛，六日不已，死。冬夜半，夏日昳。

病先发于肾，少腹腰脊痛，胻酸，三日之膀胱，背膂筋痛，小便闭，三日而上之心，心胀，三日之小肠，两胁支痛，三日不已，死。冬大晨，夏晏晡。按《灵枢》、《素问》云：三日而上之小肠，此云三日而上之心。乃皇甫士安合二书为此篇文也。

病先发于膀胱，小便闭，五日之肾，少腹胀腰脊痛，胻酸，一日之小肠而肠胀，二日之脾而身体痛，二日不已，死。冬鸡鸣，夏下晡。

诸病以次相传，如是者，皆有死期，不可刺也。

寿夭形诊病候耐痛不耐痛大论第十一

〔一〕黄帝问曰：形有缓急，气有盛衰，骨有大小，肉有坚脆，皮有厚薄，以其立寿夭奈何？伯高对曰：形与气相任则寿，不相任则夭。皮与肉相裹则寿，不相裹则夭。血气经络胜形则寿，不胜形则夭。问曰：何谓形缓急？对曰：形充而皮肤缓者则寿，形充而皮肤急者则夭。形充而脉坚大者顺也，形充而脉小以弱者气衰也，衰则危矣。形充而颧不起者骨小也，小则夭矣。形充而大肉䐃坚而有分者肉坚，坚则寿矣。形充而大皮肉无分理不坚者，肉脆，脆则夭矣。此天之生命所以立形定气而视寿夭者也。必明于此，以立形定气，而后可以临病人，决死生也。问曰：形气之相胜，以立寿夭奈何？对曰：平人而气胜形者寿；病而形肉脱，气胜形者死，形胜气者危也。

〔二〕凡五脏者，中之府，中盛脏满，气胜伤恐者，声如从室中言，是中气之湿也。言而微，终日乃复言者，此夺气也。衣被不敛，言语善恶不避亲疏者，此神明之乱也。仓禀不藏者，是门户不要也。水泉不止者，是膀胱不藏也。得守者生，失守者死。

夫五脏者，身之强也。头者，精明之府，头倾视深，神将夺矣。背者，胸中之府，背曲肩随，府将坏矣。腰者，肾之府，转摇不能，肾将惫矣。膝者，筋之府，屈伸不能，行则偻附，筋将惫矣。骨者，髓之府，不能久立，行则掉栗，骨将惫矣。得强则生，失强则死。

岐伯曰：反四时者，有余者为精，不足为消。应太过，不足为精；应不足，有余为消。阴阳不相应，病名曰关格。

〔三〕人之骨强，筋劲，肉缓，皮肤厚者耐痛，其于针石之痛，火爇亦然。加以黑色而善一本作美骨者，耐火爇。坚肉薄皮者，不耐针石之痛，于火爇亦然。同时而伤其身，多热者易已，多寒者难已。胃厚色黑大骨肉肥者，皆胜毒，其瘦而薄胃者，皆不胜毒也。

形气盛衰大论第十二

〔一〕黄帝问曰：气之盛衰可得闻乎？岐伯对曰：人年十岁一作十六，五脏始定，血气已通，其气在下故好走。二十岁，血气始盛，肌肉方长，故好趋。三十岁，五脏大定，肌肉坚固，血脉盛满，故好步。四十岁，五脏六腑十二经脉，皆大盛平定，腠理始开，荣华剥落，鬓发颁白，平盛不摇，故好坐。五十岁，肝气始衰，肝叶始薄，胆汁始减，目始不明。六十岁，心气始衰，乃善忧悲，血气懈堕，故好卧。七十岁，脾气虚，皮肤始枯，故四肢不举。八十岁，肺气衰，魂魄离散，故言善误。九十岁，肾气焦，脏乃萎枯，经脉空虚。至百岁，五脏皆虚，神气皆去，形骸独居而终尽矣。

〔二〕女子七岁，肾气盛，齿更发长。二七天水至《素问》作天癸至，任脉通，伏冲脉盛，月事以时下，故有子。三七肾气平均，故真牙生而长极。四七筋骨坚，发长极，身体盛壮。五七阳明脉衰，面始焦，发始堕。六七三阳脉衰于上，面皆焦，发始白。七七任脉虚，伏冲一作太冲脉衰少，天水竭，地道不通，故形坏而无子耳。

丈夫八岁，肾气实，发长齿更。二八肾气盛，天水至而精气溢泻，阴阳和故能有子。三八肾气平均，筋骨劲强，故真牙生而长极。四八筋骨隆盛，肌肉满壮。五八肾气衰，发堕齿槁。六八阳气衰于上，面焦，鬓发颁白。七八肝气衰，筋不能动，天水竭，精少，肾气衰，形体皆极。八八则齿发去。肾者主水，受五脏六腑之精而藏之，故五脏盛乃能泻，今五脏皆衰，筋骨懈堕，天水尽矣，故发鬓白，体重，行步不正而无子耳。

针灸甲乙经卷之七

六经受病发伤寒热病第一上

〔一〕黄帝问曰：夫热病者，皆伤寒之类也，或愈或死，其死皆以六七日之间，其愈皆以十日以上者，何也？岐伯对曰：太阳者，诸阳之属也，其脉连于风府，故为诸阳主气。人之伤于寒也，则为病热，热虽甚不死。其两感于寒而病者，必不免于死矣。

伤寒一日，太阳受之，故头项与腰脊皆痛。二日阳明受之，阳明主肉，其脉夹鼻，络于目，故身热目疼而鼻干，不得卧。三日少阳受之，少阳主骨《素问》作胆，其脉循胁，络于耳，故胸胁痛而耳聋。三阳《素》下有经络二字皆受病而未入于腑《素问》作脏者，故可汗而已。四日太阴受之，太阴脉布胃中，络于嗌，故腹满而嗌干。五日少阴受之，少阴脉贯肾，络肺，系舌本，故口燥舌干而渴。六日厥阴受之，厥阴脉循阴器而络于肝，故烦满而囊缩。三阴三阳五脏六腑皆受病，营卫不行，五脏不通，则死矣。

其不两感于寒者，七日太阳病衰，头痛少愈。八日阳明病衰，身热少愈。九日少阳病衰，耳聋微闻。十日太阴病衰，腹减如故，则思饮食。十一日少阴病衰，渴止《素问》下有不满二字，舌干乃已。十二日厥阴病衰，囊纵少腹微下，大气皆去，其病日已矣。治之各通其脏脉，病日衰已矣。其未满三日者，可汗而已，其满三日者，可泄而已。

问曰：热病已愈，时有所遗者，何也？对曰：诸遗者，热甚而强食，故有所遗。若此者，皆病已衰，而热有所藏，因其谷气相薄，两热相合，故有所遗。治遗者，视其虚实，调其逆顺，可使立已。病热少愈，食肉则复，多食则遗，此其禁也。

其两感于寒者，一日太阳与少阴俱病，则头痛口干，烦满。二日阳明与太阴俱病，则腹满身热，不欲食，谵语。三日少阳与厥阴俱病，则耳聋，囊缩而厥，水浆不入，不知人者，故六日而死矣。

问曰：五脏已伤，六腑不通，营卫不行，如是后三日乃死，何也？对曰：阳明者，十二经脉之长，其血气盛，故不知人，三日其气乃尽，故死。

〔二〕肝热病者，小便先黄，腹痛多卧，身热。热争则狂言及惊，胸中《素问》无胸中二字胁满痛，手足躁，不得安卧，庚辛甚，甲乙大汗，气逆则庚辛死。刺足厥阴、少阳。其逆则头痛贞贞，脉引冲头痛也。

心热病者，先不乐，数日乃热。热争则心烦闷《素》又有卒心痛三字，善呕，头痛面赤无汗。壬癸甚，丙丁大汗，气逆则壬癸死。刺手少阴、太阳。

脾热病者，先头重颊痛，烦心《素问》下有颜青二字，欲呕，身热。热争则腰痛不可用俯仰，腹满，泄，两颔一本作额痛。甲乙甚，戊己大汗，气逆则甲乙死。刺足太阴、阳明。

肺热病者，先凄凄然厥，起皮毛，恶风寒，舌上黄，身热。热争则喘咳，痛走胸膺背，不得大息，头痛不甚《素问》作堪，汗出而寒。丙丁甚，庚辛大汗，气逆则丙丁死。刺手太阴、阳明，出血如大豆立已。

肾热病者，先腰痛胻酸，苦渴数饮，身热。热争则项痛而强，胻寒且酸，足下热，不欲言，其逆则项痛贞贞《素问》下有澹澹二字然。戊己甚，壬癸大汗，气逆则戊己死。刺足少阴、太阳。诸当汗者，至其所胜日汗甚。

肝热病者，左颊先赤。心热病者，颜颔先赤。脾热病者，鼻先赤。肺热病者，右颊先赤。肾热病者，颐先赤。病虽未发者，见赤色者刺之，名曰治未病。热病从部所起者，至期而已，其刺之反者，三周而已，重逆则死。

诸治热病，先饮之寒水，乃刺之。必寒衣之，居止寒处，身寒而止，病甚者，为五十九刺。热病，先胸胁痛满，手足躁，刺足少阳，补足太阴，病甚者，为五十九刺。热病，先身重骨痛，耳聋好瞑，刺足少阴，病甚者，为五十九刺。热病，先眩冒而热，胸胁满，刺足少阴、少阳。

太阳之脉，色荣颧，骨热病也，荣未夭《素问》作未交。下同，曰今且得汗，待时自已。与厥阴脉争见者死，其死不过三日。热病气内连肾。少阳之脉，色荣颊，筋热病也，荣未夭，曰今且得汗，待时自已。与手少阴脉争见者死。其死不过三日。

其热病气穴，三椎下间主胸中热，四椎下间主膈中热，五椎下间主肝热，六椎下间主脾热，七椎下间主肾热。荣在骶也，项上三椎骨陷者中也。颊下逆颧为大瘕，下牙车为腹满，颧后为胁痛，颊上者膈上也。

〔三〕冬伤于寒，春必温病，夏伤于暑，秋必病疟。凡病伤寒而成温者，先夏至日者为病温，后夏至日者为病暑，暑当与汗皆出勿止。所谓玄府者，汗孔也。

〔四〕问曰：《刺节》言彻衣者，尽刺诸阳之奇腧，未有常处，愿卒闻之。对曰：是阳气有余而阴气不足，阴气不足则内热，阳气有余则外热，两热相薄，热于怀炭，衣热不可近身，身热不可近席。腠理闭塞而不汗，舌焦唇槁腊《黄帝古针经》作槁腊，嗌干欲饮，取天府、大杼三痏，刺中膂以去其热，补手足太阴以去其汗。热去汗晞，疾于彻衣。

《八十一难》曰：阳虚阴盛，汗出而愈，下之即死；阳盛阴虚，汗出而死，下之即愈。与经乖错，于义反倒，不可用也。

〔五〕问曰：人有四肢热，逢风寒如炙如火者，何也？对曰：是人阴气虚，阳气盛，四肢热者，阳也，两阳相得，而阴气虚少，少水不能灭盛火，而阳气独治，独治者，不能生长也，独盛而止耳。故逢风如炙如火者，是人当肉烁也。

问曰：人身非常温也，非常热也，而烦满者，何也？对曰：阴气少，阳气胜，故热而烦满。

〔六〕问曰：足太阴、阳明为表里，脾胃脉也，生病异者，何也？对曰：阴阳异位，更实更虚，更逆更顺，或从内，或从外，所从不同，故病异名。

阳者，天气也，主外；阴者，地气也，主内。阳道实，阴道虚，故犯贼风虚邪者，阳受之，则入腑。食饮不节，起居不时者，阴受之，则入脏。入六腑则身热不得眠，上为喘呼；入五脏则䐜满闭塞，下为飧泄，久为肠澼。故喉主天气，咽主地气。故阳受风气，阴受湿气。故阴气从足上行至头，而下行循臂至指端；阳气从手上行至头，而下行至足。故曰：阳病者上行极而下，阴病者下行极而上。故伤于风者上先受之，伤于湿者下先受之也。

六经受病发伤寒热病第一中

〔一〕黄帝问曰：病热有所痛者，何也？岐伯对曰：病热者，阳脉也，以三阳之动也，人迎一盛在少阳，二盛在太阳，三盛在阳明。夫阳入于阴，故病在头与腹，乃䐜胀而头痛也。

〔二〕问曰：病身热汗出而烦满不解者，何也？对曰：汗出而身热者风也，汗出而烦满不解者厥也，病名曰风厥。太阳为诸阳主气《素问》作巨阳主气，故先受邪。少阴其表里也，得热则上从，上从则厥，治之表里刺之，饮之服汤。

问曰：温病汗出辄复热，而脉躁疾者不为汗衰，狂言不能食，病名曰何？对曰：名曰阴阳交，交者死。人所以汗出者，皆生于谷，谷生于精。今邪气交争于骨肉，而得汗者，是邪退精胜，精胜则当能食，而不复热。复热者，邪气也，汗者，精气也，今汗出而辄复热者，是邪胜也，不能食者，精无裨也，汗而热留者，寿可立而倾也。夫汗出而脉躁盛者死，今脉不与汗相应，此不胜其病，其死明矣。狂言者，是失志，失志者死。此有三死，不见一生，虽愈必死。

〔三〕病风且寒且热，炅汗出，一日数过，先刺诸分理络脉。汗出且寒且热，三日一刺，百日而已。

〔四〕问曰：何谓虚实？对曰：邪气盛则实，精气夺则虚。重实者，内《素问》作言大热病，气热，脉满，是谓重实。问曰：经络俱实何如？对曰：经络皆实，是寸脉急而尺缓也，皆当俱治。故曰：滑则顺，涩则逆。夫虚实者，皆从其物类治《素问》作始，故五脏骨肉滑利，可以久长。寒气暴上，脉满而实，实而滑顺则生，实而涩，逆则死。形尽满者，脉急大坚，尺满一作涩而不应也。如是者，顺则生，逆则死。所谓顺者，手足温，所谓逆者，手足寒也。

问曰：何谓重虚？对曰：脉虚、气虚、尺虚，是谓重虚也。所谓气虚者，言无常也；尺虚者，行步恇然也；脉虚者，不象阴也。如此者滑则生，涩则死。气虚者，肺虚也；气逆者，足寒也。非其时则生，当其时则死，余脏皆如此也。

脉实满，手足寒，头热一作痛者，春秋则生，冬夏则死。脉浮而涩，涩而身有热者死。络气不足，经气有余者脉口热而尺寒，秋冬为逆，春夏为顺，治主病者。经虚络满者，尺热满，脉口寒涩，春夏死，秋冬生。络满经虚，灸阴刺阳；经满络虚，刺阴灸阳。

问曰：秋冬无极阴，春夏无极阳者，何谓也？对曰：无极阳者，春夏无数虚阳明，阳明虚则狂；无极阴者，秋冬无数虚太阴，太阴虚则死。

春亟治经络，夏亟治经腧，秋亟治六腑，冬则闭塞，治用药而少针石。所谓少针石者，非痈疽之谓也。

〔五〕热病始手臂者，先取手阳明、太阴而汗出。始头首者，先取项太阳而汗出。始足胫者，先取足阳明而汗出，臂太阴《灵枢》作阳可出汗，足阳明可出汗。取阴而汗出甚者止之阳，取阳而汗出甚者止之阴。振寒凄凄，鼓颔不得汗出，腹胀烦闷，取手太阴。

〔六〕热病三日，气口静，人迎躁者，取之诸阳，五十九刺，以泻其热，而出其汗，实其阴，以补其不足。身热甚，阴阳皆静者，勿刺之。其可刺者，急取之，不汗则泄。所谓勿刺，皆有死征也。

热病七日八日，脉口动，喘而眩者，急刺之，汗且自出，浅刺手大指间。

热病七日八日，脉微小，病者溲血，口中干，一日半而死，脉代者，一日死。

热病已得汗而脉尚躁一本作盛，喘且复热，勿庸一本作肤刺，喘盛者必死。

热病七日八日，脉不躁，不散数，后三日中有汗，三日不汗，四日死，未汗勿庸刺。

热病先肤痛，窒鼻充面，取之皮，以第一针五十九刺，苛鼻干《灵枢》作诊鼻干，索皮于肺；不得，索之于火。火者，心也。

热病先身涩烦而热，烦闷唇嗌干，取之皮，以第一针五十九刺。热病肤胀，口干，寒汗出，索脉于心；不得，索之于水。水者，肾也。

热病嗌干，多饮善惊，卧不能安，取之肤肉，以第六针五十九刺。目眦赤《灵枢》作青，索肉于脾；不得，索之于木。木者，肝也。

热病而胸胁痛《灵枢》作面青脑痛，手足躁，取之筋间，以第四针针于四逆。筋躄目浸，索筋于肝；不得，索之于金。金者，肺也。

热病数惊，瘛疭而狂，取之脉，以第四针急泻有余者。癫疾毛发去，索血于心；不得，索之于水。水者，肾也。

热病身重骨痛，耳聋好瞑，取之骨，以第四针五十九刺。骨病不食，啮齿耳青，索骨于肾；不得，索之于土。土者，脾也。

热病不知所痛，耳聋，不能自收，口干，阳热甚，阴颇有寒者，热在髓也，死不治。

热病头痛，颞颥目脉紧一本作瘛，善衄，厥热病也，取之以第三针，视有余不足。

寒热痔一作痛，热病体重，肠中热，取之以第四针于其俞及下诸指间，索气于胃络得气也。

热病夹脐急痛，胸胁满，取之涌泉与阴陵泉，以第四针针嗌里。

热病而汗且出，及脉顺可汗者，取鱼际、太渊、大都、太白，泻之则热去，补之则汗出。汗出太甚，取内踝上横脉以止之。

热病已得汗而脉尚躁盛者，此阴脉之极也，死；其得汗而脉静者生。

热病脉常躁盛而不得汗者，此阳脉之极也，死；其脉躁盛得汗而脉静者生。

厥，夹脊而痛，至头项几几，目䀮䀮然，腰脊强，取足太阳腘中血络。嗌干，口热如胶，取足少阴。此条出《素问》刺腰痛篇，宜在后刺腰痛内。

热病死候有九：一曰汗不出，大颧发赤者死。《太素》云汗不出，大颧发赤者，必不反而死。二曰泄而腹满甚者死。三曰目不明，热不已者死。四曰老人婴儿热而腹满者死。五曰汗不出，呕血《灵枢》作呕，下血者死。六曰舌本烂，热不已者死。七曰咳而衄，汗出，出不至足者死。八曰髓热者死。九曰热而痉者死。热而痉者，腰反折，瘛疭，齿噤龂也。凡此九者不可刺也。

所谓五十九刺者，两手内外侧各三，凡十二痏；五指间各一，凡八痏；足亦如是。头入发际一寸，旁三分《灵枢》无分字各三，凡六痏；更入发际三寸边五，凡十痏；耳前后口下《灵枢》作已下者各一，项中一，凡六痏；巅上一。《素问》曰：五十九者，头上五行，行五者，以越诸阳之热逆也；大杼、膺俞、缺盆、背椎，此八者以泻胸中之热一作阳；气冲、三里、巨虚上下廉，此八者以泻胃中之热；云门、髃骨、委中、髓空，此八者以泻四肢之热；五脏俞旁五，此十者以泻五脏之热。

凡此五十九者，皆热之左右也。按二经虽不同，皆泻热之要穴也。

〔七〕头脑中寒，鼻衄，目泣出，神庭主之《千金》作寒热头痛。

头痛身热，鼻窒，喘息不利，烦满汗不出，曲差主之。

头痛目眩痛，颈项强急，胸胁相引不得倾侧，本神主之。

热病《千金》下有烦满二字汗不出，上星主之，先取譩譆，后取天牖、风池。

热病汗不出而苦呕，烦心，承光主之。

头项痛重，暂起僵仆，鼻窒鼽衄，喘息不得通，通天主之。

头项恶风，汗不出，凄厥恶寒，呕吐，目系急痛引颏，头重项痛，玉枕主之。

颊清《千金》作妄啮视不得视，口沫泣出，两目眉头痛，临泣主之。

脑风头痛，恶见风寒，鼽衄，鼻窒喘息不通，承灵主之。

头痛身热，引两颔急一作痛，脑空主之。

醉酒风发，两角一作两目眩痛，不能饮食，烦满呕吐，率谷主之《千金》以此条置风篇。

项强，刺瘖门。热病汗不出，天柱及风池、商阳、关冲、液门主之。

颈项痛，不得顾，目泣出，多眵瞒，鼻鼽衄，目内眦赤痛，气厥，耳目不明，咽喉偻引项，筋挛不收，风池主之。

伤寒热盛，烦呕，大椎主之。

头重目瞑，凄厥寒热，项强难以反顾，汗不出，陶道主之。

身热头痛，进退往来，神道主之。

头痛如破，身热如火，汗不出，瘛疭《千金》作头痛寒热，汗不出，恶寒里急，腰腹相引痛，命门主之。

颈项痛不可以俯仰，头痛振寒，瘛疭，气实则胁满，夹脊有并气，热汗不出，腰背痛，大杼主之。

风眩头痛，鼻鼽不利，时嚏，清涕自出，风门主之。

凄凄振寒，数欠伸，膈俞主之。

热病汗不出，上髎及孔最主之《千金》作臂厥，热病汗不出，皆灸刺之，此穴可以出汗。

肩髆间急，凄厥恶寒，魄户主之。项背痛引颈，魄户主之。

肩痛胸腹满，凄厥，脊背急强，神堂主之。

喘逆，鼽衄，肩胛内廉痛，不可俯仰，胗季胁引少腹而痛胀，譩譆主之。

背痛恶寒，脊强俯仰难，食不下，呕吐多涎，膈关主之《千金》作阳关。

胸胁胀满，背痛，恶风寒，饮食不下，呕吐不留住，魂门主之。

善嚏，头痛身热，颔厌主之。

热病头痛引目外眦而急，烦满汗不出，引颔齿，面赤皮痛，悬颅主之。《千金》有热病头痛身重悬颅主之。

热病偏头痛引目外眦，悬厘主之。

头目瞳子痛，不可以视，夹项强急不可以顾，阳白主之。

风头痛，鼻鼽衄，眉头痛，善嚏，目如欲脱，汗出寒热，面赤，颊中痛，项椎不可左右顾，目系急，瘛疭，攒竹主之。

寒热，凄厥鼓颔，承浆主之。

身热，头胁痛不可反侧，颅息主之。

肩背痛，寒热瘰疬，颈有大气，暴聋气蒙瞀，耳目不明，头颔痛，泪出，鼻衄不得息，不知香臭，风眩，喉痹，天牖主之。

热病，胸中澹澹，腹满暴痛，恍惚不知人，手清，少腹满《千金》作心腹，瘛疭，心疝，气满不得息，巨阙主之。

头眩痛，身热汗不出《千金》作烦满汗不出，上脘主之。

身寒热，阴都主之。

热病象疟，振栗鼓颔，腹胀睥睨，喉中鸣，少商主之。

寒厥及热烦心，少气不足以息，阴湿痒，腹痛不可以食饮，肘挛支满，喉中焦干渴，鱼际主之。

热病振栗鼓颔，腹满阴萎，咳引尻溺出，虚也。膈中虚，食饮呕，身热汗不出，数唾涎，呕吐血下，肩背寒热，脱色，目泣出，皆虚也，刺鱼际补之。

病温身热，五日以上汗不出，刺太渊，留针一时取之。若未满五日，禁不可刺也。

热病先手臂痛，身热，瘛疭，唇口聚，鼻张目下，汗出如转珠，两乳下三寸坚，胁下满悸，列缺主之。

六经受病发伤寒热病第一下

振寒瘛疭，手不伸，咳嗽唾浊，气膈善呕，鼓颔不得汗，烦满身痛《千金》作身心痛，目眴纵衄，尺泽主之。左窒刺右，右窒刺左。两胁下痛，呕泄上下出，胸满短气，不得汗，补手太阴以出之。

热病烦心，心闷而汗不出，掌中热，心痛，身热如火，浸淫烦满，舌本痛，中冲主之《千金》作天髎。

热病发热，烦满而欲呕哕，三日以往不得汗，怵惕，胸胁痛不可反侧，咳满，溺赤，大便《千金》作小便血，衄不止，呕吐血，气逆，噫不止，嗌中痛，食不下，善渴，口中烂，掌中热，劳宫主之。

热病烦心而汗不出，肘挛腋肿，善笑不休，心中痛，目赤黄，小便如血，欲呕，胸中热，苦不乐，太息，喉痹嗌干，喘逆，身热如火，头痛如破，短气胸痛，大陵主之。

热病烦心，善哕，胸中澹澹善动而热，间使主之。

面赤皮热，热病汗不出，中风热，目赤黄，肘挛腋肿，实则心暴痛，虚则烦心，心惕惕不能动，失智，内关主之。

心澹澹然善惊，身热烦心，口干，手清，逆气，呕

《千金》作噪血，肘瘛，善摇头，颜清，汗出不过眉，伤寒温病，曲泽主之。

多卧善唾，肩髃痛寒，鼻鼽赤多血，浸淫起面，身热，喉痹如哽，目眦伤，忽振寒，肩疼，二间主之。

鼻鼽衄，热病汗不出，䀮音迷目，目痛瞑，头痛，龋齿痛，合谷主之。

热病烦心，䀮目，目痛泣出，厥逆头痛，胸满不得息，阳溪主之。

热病肠澼，臑肘臂痛，虚则气膈满，肩一作手不举，吐舌，戾颈，妄言，阳溪主之。

伤寒，寒热头痛，哕衄，肩不举，温溜主之。

伤寒余热不尽，曲池主之。

头痛振寒，清泠渊主之。

头痛，项背急，消泺主之。

振寒，小指不用，寒热汗不出，头痛，喉痹舌急卷，小指之间热，口中热，烦心，心痛，臂内廉及胁痛，聋，咳，瘛疭，口干，项痛不可顾，少泽主之。

振寒寒热，肩臑肘臂痛，头痛不可顾，烦满，身热恶寒，目赤痛，眦烂生翳膜，暴痛，鼽衄，发聋，臂重痛，肘挛，痂疥，胸满引臑，泣出而惊，颈项强，身寒，后溪主之。

热病汗不出，胸痛不得息，颔肿，寒热，耳鸣聋无所闻，阳谷主之。

泄风汗出至腰，项急不可以左右顾及俯仰，肩弛肘废，目痛，痂疥生疣，瘛疭，头眩目痛，阳谷主之。

振寒寒热，颈项肿，实则肘挛，头眩痛，狂易，虚则生疣，小者痂疥，支正主之。

风眩头痛，小海主之。

气喘，热病衄血不止，烦心，善悲，腹胀，逆息热气，足胫中寒，不得卧，气满胸中热，暴泄，仰息，足下寒，膈中闷，呕吐，不欲食饮，隐白主之。

热病汗不出，且厥，手足清，暴泄，心痛腹胀，心尤痛甚，此胃心痛也，大都主之，并取太白，腹满善呕，烦闷，此皆主之。

热病先头重颜痛，烦闷身热，热争则腰痛不可以俯仰，腹满，两颔痛甚，暴泄善饥而不欲食，善噫，热中，足清，腹胀食不化，善呕泄，有脓血，苦呕无所出，先取三里，后取太白、章门主之。

热病满闷不得卧《千金》云：不得卧，身重骨痛不相知，太白主之。

热中少气厥寒，灸之热去《千金》作灸涌泉，烦心不嗜食，咳而短气，善喘，喉痹，身热痛，脊胁相引，忽忽善忘，涌泉主之。

热病烦心，足寒清，多汗，先取然谷，后取太溪、大指间动脉，皆先补之。

目痛引眦，少腹偏痛眦，一作脊，呕，瘛疭，视昏嗜卧，照海主之。泻左阴跷，取足左右少阴俞，先刺阴跷，后刺少阴，气在横骨上。

热病汗不出，默默嗜卧，溺黄，少腹热，嗌中痛，腹胀内肿，涎下，心痛如锥针刺，太溪主之。手足寒至节，喘息者死。

热病刺陷谷，足先寒，寒上至膝乃出针。

善啮唇，善噫，腹痛胀满，肠鸣，陷谷主之。

热病汗不出，口中热痛，冲阳主之。胃脘痛，时寒热，皆主之。

热病汗不出，善噫，腹胀满，胃热谵语，解溪主之。

厥头痛，面浮肿，烦心，狂见鬼，善笑不休，发于外，有所大喜，喉痹不能言，丰隆主之。

阳厥凄凄而寒，少腹坚，头痛，胫股腹痛，消中，小便不利，善哕，三里主之。

胁痛咳逆不得息，窍阴主之。及爪甲与肉交者，左取右，右取左立已，不已复取之。手足清，烦一作脉热汗不出，手肢转筋，头痛如锥刺之，循循然不可以动，动益烦心，喉痹舌卷，口干，臂内廉痛不可及头，耳聋鸣，窍阴皆主之。

膝外廉痛，热病汗不出，目外眦赤痛，头眩两颔痛，逆寒泣出，耳鸣聋，多汗，目痒，胸中痛不可反侧，痛无常处，侠溪主之。

厥，四逆，喘，气满，风身汗出而清，髋髀中痛，不得行，足外皮痛，临泣主之。

目视不明，振寒，目翳，瞳子不见，腰两胁痛，脚酸转筋，丘墟主之。

身懈寒，少气热甚，恶人，心惕惕然，取飞扬及绝骨、跗上临泣，立已。淫泺胫酸，热病汗不出，皆主之。

头重，鼻衄及瘈疭，汗不出，烦心，足下热，不欲近衣，项痛，目翳，鼻及小便皆不利，至阴主之。

身疼痛，善惊，互引，鼻衄，通谷主之。

暴病头痛，身热痛，肌肉动，耳聋，恶风，目眦烂赤，项不可以顾，髀枢痛，泄，肠澼，束骨主之。

鼽衄血不止，淫泺头痛，目白翳，跟尻瘈疭，头顶肿痛，泄注，上抢心，目赤眦烂无所见，痛从内眦始《千金》作翳从内眦始，腹满，颈项强，腰脊不可俯仰，眩，心痛，肩背相引，如从后触之状，身寒从胫起，京骨主之。

下部寒，热病汗不出，体重，逆气，头眩痛，飞扬主之。

鼽衄，腰背痛，脚腨酸重，战栗不能久立，腨如裂，脚急跟痛足挛，少腹痛引喉咽，大便难，䐜胀，承山主之。

热病夹脊痛，委中主之。

足阳明脉病发热狂走第二

〔一〕黄帝问曰：足阳明之脉病，恶人与火，闻木音则惕然而惊，欲独闭户牖而处，愿闻其故？岐伯对曰：阳明者，胃脉也；胃，土也，闻木音而惊者，土恶木也。阳明主肌肉，其血气盛，邪客之则热，热甚则恶火。阳明厥则喘闷，闷则恶人。阴阳相薄，阳尽阴盛，故欲独闭户牖而处。按：阴阳相薄至此，本《素问》脉解篇，士安移续于此。问曰：或喘而生者，或喘而死者，何也？对曰：厥逆连脏则死，连经则生。问曰：病甚则弃衣而走，登高而歌，或至不食数日，逾垣上屋，非其素所能，病反能者，何也？对曰：阴阳争而外并于阳此八字亦《素问》脉解篇文，邪盛则四肢实，实则能登高而歌。热盛于身，故弃衣而欲走。阳盛故妄言，骂詈不避亲疏。

〔二〕大热遍身，故狂言而妄见妄闻，视足阳明及大络取之，虚者补之，血如实者泻之。因令偃卧，居其头前，以两手四指按其颈动脉久持之，卷而切推之，下至缺盆中，复上如前，热去乃已，此所谓推而散之者也。

〔三〕身热狂走，谵语见鬼，瘛疭，身柱主之。

狂，妄言，怒恐恶火，善骂詈，巨阙主之。

热病汗不出，鼽衄，眩，时仆，面浮肿，足胫寒，不得卧，振寒，恶人与木音，喉痹，龋齿，恶风，鼻不利，多卧善惊，厉兑主之。

四厥，手足闷者，使人久持之，厥热一本作逆冷胫痛，腹胀皮痛，善伸数欠，恶人与木音，振寒，嗌中引外痛，热病汗不出，下齿痛，恶寒，目急，喘满，寒栗，断，口噤僻，不嗜食，内庭主之。

狂歌妄言，怒恐，恶人与火，骂詈，三里主之。

阴衰发热厥阳衰发寒厥第三

〔一〕黄帝问曰：厥之寒热者，何也？岐伯对曰：

阳气衰于下则为寒厥，阴气衰于下则为热厥。问曰：热厥必起于足下者，何也？对曰：阳气起于足五指之表，集于足下而聚于足心，故阳胜则足下热。问曰：寒厥必起于五指而上于膝者，何也？对曰：阴气起于五指之里，集于膝下而聚于膝上，故阴气盛则从五指至膝上寒，其寒也，不从外，皆从内。

问曰：寒厥何失而然也？对曰：厥阴者，众筋之所聚《素问》作前阴者，宗筋之所聚也，太阴、阳明之所合。春夏则阳气多而阴气少，秋冬则阴气盛而阳气衰。此人质壮，以秋冬夺于所用，下气上争不能复，精气溢下，邪气从而上之，所中《素问》所中二字作气因于中阳气衰，不能渗营其经络，阳气日损，阴气独在，故手足为之寒。

问曰：热厥何如？对曰：酒入于胃则络脉满而经脉虚。脾主为胃行其津液者也，阴气虚则阳气入，阳气入则胃不和，胃不和则精气竭，精气竭则不荣其四肢。此人必数醉若饱以入房，气聚于脾中不得散，酒气与谷气相薄，热遍于身，内热而溺赤。夫酒气盛而慓悍，肾气日衰，阳气独盛，故手足为之热。

问曰：厥，或令人腹满，或令人暴不知人，或至半日，远至一日，乃知人者，何谓也？对曰：阴气盛于上则下虚，下虚则腹满，腹满《素问》腹满二字作：阳气盛于上则下气重。上而邪气逆，逆则阳气乱，阳气乱则不知人矣。

太阳之厥则肿首头重，足不能行，发为眩仆。阳明之厥则癫疾欲走呼，腹满不得卧，面赤而热，妄见妄言。少阳之厥则暴聋，颊肿而热，胁痛，胻不可以运。太阴之厥则腹满䐜胀，后不利，不欲食，食则呕，不得卧。少阴之厥则舌干，溺赤，腹满心痛。厥阴之厥则少腹肿痛，䐜胀，泾溲不利，好卧屈膝，阴缩肿，胻内热。盛则泻之，虚则补之，不盛不虚，以经取之。

〔二〕请言解论，与天地相应，四时相副，人参天地，故可为解。下有渐洳，上生蒲苇，此所以知气形之多少也。阴阳者，寒暑也。热则滋雨而在上，根茎《灵枢》作荄少汁，人气在外，皮肤缓，腠理开，血气盛，汗大泄，皮淖泽；寒则地冻水冰，人气在中，皮肤致，腠理闭，汗不泄，血气强，皮坚涩。当是之时，善行水者，不能往冰，善穷地者，不能凿冻。夫善用针者，亦不能取四逆，血脉凝结，坚揣不往来，亦不可即柔。故行水者，必待天温冰释；穷地者，必待冻解，而后地可穷，人脉犹是。治厥者，必先熨火以调和其经，掌与腋，肘与脚，项与脊，以调其气。大道已通，血脉乃行，后视其病，脉淖泽者，刺而平之；坚紧者，破而决之，气下乃止，此所谓解结。

用针之类，在于调气，气积于胃，以通营卫，各行其道，宗气留积在海，其下者注于气街，上行者注于息道，故厥在足，宗气不下，脉中之血凝而留止，弗之火调，针弗能取。用针者，必先察其经络之虚实，切而循之，按而弹之，视其应动者，乃后取而下之。六经调者，谓之不病，虽病谓之自已。一经上实下虚而不通者，此必有横络盛加于大经，令之不通，视而泻之，通而决之，是所谓解结者也。

上寒下热，先刺其项太阳，久留之，已刺则火熨项与肩胛，令热下合一本作冷乃止，所谓推而上之者也；上热下寒，视其虚脉而陷下于经络者取之，气下而止，所谓引而下之者也。

〔三〕刺热厥者，留针反为寒；刺寒厥者，留针反为热。刺热厥者，二阴一阳；刺寒厥者，二阳一阴。所谓二阴者，二刺阴；所谓二阳者，二刺阳。

热厥取太阴、少阳。寒厥取阳明、少阴，于足留之。

〔四〕厥，胸满面肿者，肩中热，暴言难，甚则不能言，取足阳明。厥，气走喉而不能言，手足微满清，大便不利，取足少阴。厥而腹膨膨，多寒气，腹中爨爨音最，《九虚》作荣，便溲难，取足太阴。

〔五〕厥逆为病，足暴清，胸中若将裂，腹肠若以刀切之，膜而不食，脉大皆涩。暖取足少阴，清取足阳明，清则补之，温则泻之。厥逆，腹满胀，肠鸣，胸满不得息，取之下胸二肋间，咳而动应手者，与背俞以指按之立快。

〔六〕足厥，喘逆，足下清至膝，涌泉主之。

太阳中风感于寒湿发痉第四

〔一〕热病而痉者，腰反折，瘛疭，齿噤龂。

张仲景曰：太阳病，其证备，其身体强几几然，脉反沉迟者，此为痉。夫痉脉来，按之筑筑而弦直上下行。刚痉为病，胸满口噤，卧不著席，脚挛急，其人必龂齿。太阳病，发热，脉沉细为痉。痉家，其脉伏坚，直上下。太阳病，发热无汗恶寒，此为刚痉。太阳病，发热汗出，不恶寒，此为柔痉。太阳中湿病痉，其脉沉与筋平。太阳病，无汗，小便少，气上冲胸，口噤不能语，欲作刚痉。然刚痉，太阳中风感于寒湿者也，其脉往来进退，以沉迟细异于伤寒热病。其治不宜发汗，针灸为嘉，治之以药者，可服葛根汤。

风痉身反折，先取太阳腘中血络出血。痉，中有寒，取三里。痉，取之阴跷及三毛上及血络出血。

〔二〕痉，取囟会、百会及天柱、膈俞、上关、光明主之。

痉，目不眴，刺脑户。

痉，脊强反折，瘛疭，癫疾，头重，五处主之。

痉互引，善惊，天冲主之。

痉反折，心痛，形气短，尻脽涩，小便黄闭，长强主之。

脊强互引反折，汗不出，腰俞主之。

痉，脊强互引，恶风时振栗，喉痹，大气满喘，胸中郁郁，身热，目𥇀𥇀，项强，寒热，僵仆，不能久立，烦满里急，身不安席，大杼主之。

痉，筋痛急互引，肝俞主之。

热痉，脾俞及肾俞主之。

热痉互引，汗不出，反折，尻臀内痛似瘅疟状，膀胱俞主之。

痓，反折互引，腹胀腋挛，背中怏怏引胁痛，内引心，中膂俞主之。又刺阳明。从项而数背椎，夹脊膂而痛，按之应手者，刺之尺泽，三痏立已。

痓，互引身热，谚语主之。

痓，反目憎风，刺丝竹空。

痓，互引，唇吻强，兑端主之。

痓，烦满，龈交主之。

痓，口噤，互引，口干，小便赤黄，或时不禁，承浆主之。

痓，口噤，大迎主之。

痓，不能言，翳风主之。

痓，先取太溪，后取太仓之原主之。

痓，脊强里急，腹中拘急痛，水分主之。

痓，脊强，口不可开，多唾，大便难，石关主之。

痓，脊强反折，京门主之。

痓，腹大坚，不得息，期门主之。

痓，上气，鱼际主之。

痓，互引，腕骨主之。热病汗不出，善呕苦，痓，身反折，口噤，善鼓颔，腰痛不可以顾，顾而有似拔者，善悲，上下取之，出血，见血立已，喉痹不能言，三里主之。

痓，惊，互引，脚如结，腨如裂，束骨主之。

痓，目反白多，鼻不通利，涕黄，更衣一本作便去血，京骨主之。

痓，脊强，头眩痛，脚如结，腨如裂，昆仑主之。

痓，反折，飞扬主之。

阴阳相移发三疟第五

〔一〕黄帝问曰：夫疟疾皆生于风，其以日作，以时发者，何也？岐伯对曰：疟之始发，先起于毫毛，欠伸乃作，寒栗鼓颔，腰脊俱痛，寒去则内外俱热，头痛如破，渴欲饮水。问曰：何气使然？对曰：阴阳上下交争，虚实更作，阴阳相移也。阳并于阴则阴实而阳明虚，阳明虚则寒栗鼓颔也，太阳虚则腰背头项痛，三阳俱虚则阴气一作二阴胜，阴气胜则骨寒而痛，寒生于内，故中外皆寒。阳胜则外热，阴虚则内热，内外皆热则喘渴，故欲冷饮。此皆得之夏伤于暑，热气盛，藏于皮肤之内，肠胃之外，此营气之所舍也，令人汗出空疏，腠理开，因得秋气，汗出遇风，得浴水气，舍于皮肤之内，与卫气并居。卫气者，昼行于阳，夜行于阴，此气得阳而外出，得阴而内薄，内外相薄，是以日作。

问曰：其间日而作者，何也？对曰：其气之舍深，内薄于阴，阳气独发，阴邪内著，阴与阳争不得出，是以间日而作。问曰：其作日晏与其日早，何气使然？对曰：邪气客于风府，循膂而下，卫气一日一夜大会于风府，其明日日下一节，故其作也晏。此皆客于脊背，每至于风府则腠理开，腠理开则邪气入，邪气入则病作，以此日作稍益晏也。其出于风府，日下一节，二十一日下至骶骨，二十二日入于脊内，注于太冲之脉《素问》

二十一作二十五，二十二作二十六，太冲作伏膂，其气上行九日，出于缺盆之中，其气日高，故作日益早。其间日发者，由邪气内薄于五脏，横连募原，其道远，其气深，其行迟，不能与卫气俱行，不能偕出，故间日乃作。

问曰：卫气每至于风府，腠理乃发，发则邪入，入则病作。今卫气日下一节，其气之发，不当风府，其日作奈何？对曰：《素问》此下有八十八字，《甲乙经》本无，故不抄入风无常府，卫气之所发，必开其腠理，邪气之所合，则其病作《素问》作则其府也。问曰：风之与疟，相似同类，而风独常在，疟得有时休者，何也？对曰：风气常留其处，故常在。疟气随经络次以内传《素问》作沉而内薄，故卫气应乃作。

问曰：疟先寒而后热者，何也？对曰：夏伤于大暑，汗大出，腠理开发，因遇风夏气凄沧之小寒迫之，藏于腠理及皮肤之中，秋伤于风则病成矣。夫寒者阴气也，风者阳气也，先伤于寒而后伤于风，故先寒而后热，病以时作，名曰寒疟也。问曰：先热而后寒者，何也？对曰：此先伤于风，后伤于寒，故先热而后寒，亦以时作，名曰温疟也。其但热而不寒者，阴气先绝，阳气独发，则少气烦冤，手足热而欲呕者，名曰瘅疟。

问曰：经言有余者泻之，不足者补之，今热为有余，寒为不足。夫疟之寒，汤火不能温，及其热，冰水不能寒，此皆有余不足之类。当此之时，良工不能止，必待其自衰乃刺之，何也？对曰：经言无刺熇熇之热，无刺浑浑之脉，无刺漉漉之汗，为其病逆，未可治也。

夫疟之始发也，阳气并于阴，当是之时，阳虚阴盛而外无气，故先寒栗也。阴气逆极，则复出之阳，阳与阴并于外，则阴虚而阳实，故先热而渴。

夫疟并于阳则阳胜，并于阴则阴胜，阴胜者则寒，阳胜者则热。热疟者，风寒之暴气不常也，病极则复至，病之发也，如火之热，如风雨不可当也。故经曰：方其盛必毁，因其衰也，事必大昌。此之谓也。

夫疟之未发也，阴未并阳，阳未并阴，因而调之，真气乃安，邪气乃亡。故工不能治已发，为其气逆也。

疟之且发也，阴阳之且移也，必从四末始。阳已伤，阴从之，故气未并，先其时，坚束其处，令邪气不得入，阴气不得出，审候见之，在孙络者，盛坚而血者，皆取之，此其往而未得并者也。

问曰：疟不发其应，何也？对曰：疟者，必更盛更虚，随气之所在，病在阳则热而脉躁，在阴则寒而脉静。极则阴阳俱衰，卫气相离，故病得休，卫气集则复病。问曰：时有间二日，或至数日发，或渴或不渴，其故何也？对曰：其间日，邪气与卫气客于六腑而相失时，不相得，故休数日乃发也。阴阳更胜，或甚或不甚，故或渴或不渴。

问曰：夏伤于暑，秋必病疟，今不必应者，何也？对曰：此应四时也，其病异形者，反四时也。其以秋病者寒甚，以冬病者寒不甚，以春病者恶风，以夏病者多汗。

问曰：温疟与寒疟者，皆安舍？其在何藏？对曰：温疟者，得之于冬，中于风寒，寒气藏于骨髓之中，至春则阳气大发，邪气不能出，因遇大暑，脑髓铄，肌肉消，腠理发泄，因有所用力，邪气与汗皆出。此病邪气先藏在肾，其气先从内出之于外。如是者，阴虚而阳盛，阳盛则病矣，衰则气反复入，复入则阳虚，阳虚则寒矣，故先热而后寒，名曰温疟。

问曰：瘅疟何如？对曰：肺素有热，气盛于身，厥气逆上，中气实而不外泄，因有所用力，腠理开，风寒舍于皮肤之内分肉之间而发，发则阳气盛，阳气盛而不衰则病矣。其气不反之阴，故但热而不寒，气内藏于心而外舍分肉之间，令人消烁脱肉，故名曰瘅疟。

〔二〕疟脉满大急，刺背俞，用中针，旁五胠俞各一，遍肥瘦出血。疟脉小实急，灸胫少阴，刺指井。疟脉缓大虚，便用药，不宜用针。凡治疟，先发如食顷乃可以治，过之则失时。

疟不渴，间日而作，《九卷》曰：取足阳明，《素问》刺足太阳。渴而间日作，《九卷》曰：取手少阳，《素问》刺足少阳。瘟疟汗不出，为五十九刺解在热病部。

足太阳疟，令人腰痛，头重，寒从背起，先寒后热，渴。渴止汗乃出，难已。间日作，刺腘中出血。《素问》先寒后热下有“熇熇暍暍然”五字。

足少阳疟，令人身体解㑊，寒不甚，恶见人，心惕惕然，热多汗出甚，刺足少阳。

足阳明疟，令人先寒，洒淅洒淅，寒甚久乃热，热去汗出，喜见日月光火气乃快然，刺阳明跗上及调冲阳。

足太阴疟，令人不乐，好太息，不嗜食，多寒热，汗出，病至则善呕，呕已乃衰，即取之足太阴。

足少阴疟，令人呕吐甚，多寒少热，欲闭户牖而处，其病难已取太溪。

足厥阴疟，令人腰痛，少腹满，小便不利如癃状，非癃也。数噫恐惧，气不足，腹中悒悒，刺足厥阴。

肺疟，令人心寒，甚热，热间善惊如有所见者，刺手太阴、阳明。

心疟，令人烦心甚，欲得见清水，寒多《素问》作反寒多。《太素》作及寒多，不甚热，刺手少阴是谓神门。

肝疟，令人色苍苍然《素问》下有太息二字，其状若死者，刺足厥阴见血。

脾疟，令人病寒腹中痛，热则肠中鸣，鸣已汗出，刺足太阴。

肾疟，令人凄凄然《素问》作洒洒然，腰脊痛宛转，大便难，目眴眴然，手足寒，刺足太阳、少阴。

胃疟，令人且病寒，善饥而不能食，食而支满腹大，刺足阳明、太阴横脉出血。

疟发身热，刺跗上动脉，开其空，出血立寒。

疟方欲寒，刺手阳明、太阴、足阳明、太阴。

诸疟如脉不见者，刺十指间出血，血去必已。先视身之赤如小豆者，尽取之。

十二疟者，其发各不同时，察其病形，以知其何脉之病。先其发时如一食顷而刺之，一刺则衰，二刺则知，三刺则已。不已，刺舌下两脉出血；不已，刺郄中盛经出血，又刺项以下夹脊者，必已。舌下两脉者，廉泉穴也。

刺疟者，必先问其病之所先发者，先刺之。先头痛及重者，先刺头上及两额两眉间出血，先项背痛者，先刺之。先腰脊痛者，先刺郄中出血。先手臂痛者，先刺手少阴、阳明十指间。先足胫酸痛者，先刺足阳明十指间出血。

风疟发则汗出恶风，刺足三阳经背俞之血者。胫酸痛，按之不可，名曰胕髓病，以镵针绝骨出其血，立已。身体小痛，刺诸阴之并无出血，间日一刺。

〔三〕痎疟，神庭及百会主之。

痎疟，上星主之，先取譩譆，后取天牖、风池。

痎疟，取完骨及风池、大杼、心俞、上髎、譩譆、阴都、太渊、三间、合谷、阳池、少泽、前谷、后溪、腕骨、阳谷、侠溪、至阴、通谷、京骨，皆主之。

疟，振寒，热甚狂言，天枢主之。

疟，热甚，列缺主之。

疟，寒厥及热烦心，善哕，心满而汗出，刺少商出血，立已。

热疟口干，商阳主之。

疟，寒甚《千金》下云欲呕沫，阳溪主之。

风疟，汗不出，偏历主之。

疟，面赤肿，温溜主之。

痎疟，心下胀满痛，上气，灸五里，左取右，右取左。

疟，头痛，目涩暴变，液门主之。

疟，发有四时，面上赤，目䀮䀮无所见，中渚主之。

疟，食时发，心痛，悲伤不乐，天井主之。

风疟，支正主之。

疟，背膂振寒，项痛引肘腋，腰痛引少腹中，四肢不举，小海主之。

疟，不知所苦，大都主之。

疟，多寒少热，大钟主之。

疟，咳逆，心闷不得卧，呕甚，热多寒少，欲闭户牖而处，寒厥，足热，太溪主之。

疟，热少气，足跗寒不能自温，䐜胀切痛引心，复溜主之。

疟，不嗜食，厉兑主之。

疟，瘛疭，惊，股《千金》作转膝重，胻转筋，头眩痛，解溪主之。

疟，日西发，临泣主之。

疟，振寒，腋下肿，丘墟主之。

疟从胻起，束骨主之。

疟，多汗，腰痛不能俯仰，目如脱，项如拔，昆仑主之。

疟，实则腰背痛，虚则鼽衄，飞扬主之。

疟，头重，寒从背起，先寒后热，渴不止，汗乃出，委中主之。

疟，不渴，间日作，昆仑主之。

针灸甲乙经
卷之八

五脏传病发寒热第一上

〔一〕黄帝问曰：五脏相通，移皆有次，五脏有病则各传其所胜。不治，法三月，若六月，若三日，若六日，传五脏而当死《素问》下有顺传所胜之次。故曰：别于阳者，知病从来；别于阴者，知死生之期，言至其所困而死者也。是故风者，百病之长也。今风寒客于人，使人毫毛毕直，皮肤闭而为热，当是之时，可汗而发；或痹不仁，肿痛，当是之时可汤熨，及一本作足字火灸，刺而去。弗治，病入舍于肺，名曰肺痹，发咳上气。弗治，肺即传而行之肝，病名曰肝痹，一名曰厥，胁痛出食，当是之时，可按可刺。弗治，肝传之脾，病名曰脾风，发瘅，腹中热，烦心汗出，黄瘅《素问》无汗瘅二字，当此之时，可按，可药，可烙一本作浴。弗治，脾传之肾，病名曰疝瘕，少腹烦冤而痛，汗出《素问》作出白，一名曰蛊，当此之时，可按可药。弗治，肾传之心，病筋脉相引而急，名之曰瘛，当此之时，可灸可药。弗治，十日法当死。

肾传之心，心即复反传而之肺，发寒热，法当三岁死，此病之次也。然其卒发者，不必治，其传化有不以次者，忧恐悲喜怒，令不得以其次，故令人大病矣。因而喜，大虚，则肾气乘矣，怒则肝气乘矣，悲则肺气乘矣，恐则脾气乘矣，忧则心气乘矣，此其道也。故病有五，五五二十五变，及其传化。传，乘之名也。

大骨枯槁，大肉陷下，胸中气满，喘息不便，其气动形，期六月死。真脏脉见，乃予之期日。

大骨枯槁，大肉陷下，胸中气满，喘息不便，内痛引肩项，期一月死。真脏脉见，乃予之期日。

大骨枯槁，大肉陷下，胸中气满，喘息不便，内痛引肩项，痛热，脱肉破䐃，真脏脉见，十月之内死。

大骨枯槁，大肉陷下，肩髓内消，动作益衰，真脏未见，期一岁死。见其真脏，乃予之期日。

大骨枯槁，大肉陷下，胸中气满，腹内痛，心中不便，肩项身热，䐃破脱肉，目眶陷，真脏脉见，目不见人，立死；其见人者，至其所不胜之时而死。

急虚中身卒至，五脏闭绝，脉道不通，气不往来，譬之堕溺，不可为期。其脉绝不来，若一息五六至，其形肉不脱，真脏虽不见，犹死。

真肝脉至，中外急，如循刀刃责责然，如按琴瑟弦，色青白不泽，毛折乃死。

真心脉至，紧一本作坚而抟，如循薏苡子累累然，色赤黑不泽，毛折乃死。

真肺脉至，大而虚，如以毛羽中人肤，色赤白不泽，毛折乃死。

真脾脉至，弱而乍疏乍数，色青黄不泽，毛折乃死。

真肾脉至，抟而绝，如指弹石辟辟然，色黑黄不泽，毛折乃死。诸真脏脉见者，皆死不治。

〔二〕黄帝问曰：寒热瘰疬，在于颈腋者，何气所生？岐伯对曰：此皆鼠瘘，寒热之毒气稽于脉而不去者也《灵枢》稽作隄字。鼠瘘之本皆在于脏，其末上出颈腋之间，其浮于脉中，未著于肌肉而外为脓血者，易去也。问曰：去之奈何？对曰：请从其末引其本，可使衰去，而绝其寒热。审按其道以予之，徐往徐来以去之。其小如麦者，一刺知，三刺已。决其死生，反其目视之，其中有赤脉从上下贯瞳子者，见一脉一岁死，见一脉半一岁半死，见二脉二岁死，见二脉半二岁半死，见三脉三岁死。赤脉不下贯瞳子者可治。

〔三〕问曰：人有善病寒热者，何以候之？对曰：小骨弱肉者，善病寒热。颧骨者，骨之本也，颧大则骨大，颧小则骨小。皮薄而肉弱无䐃，其臂懦懦然，其地色炱然，不与天地同色，污然独异，此其候也。然臂薄者，其髓不满，故善病寒热。

〔四〕风盛则为寒热。

皮寒热，皮不可附席，毛发焦，鼻槁腊，不得汗，取三阳之络，补手太阴。肌寒热，病肌痛，毛发焦，唇槁腊，不得汗，取三阳于下以去其血者，补太阴以去其汗。骨寒骨热，痛无所安，汗注不休，齿本槁痛，取其少阴于阴股之络；齿色槁，死不治，骨厥亦然。

〔五〕男子如蛊，女子如阻，身体腰脊如解，不欲食，先取涌泉见血，视跗上盛者，尽出血。

〔六〕灸寒热之法：先取项大椎，以年为壮数，次灸撅骨，以年为壮数，视背俞陷者灸之，举臂肩上陷者灸之，两季胁之间灸之，外踝上绝骨之端灸之，足小指次指之间灸之，腨上陷脉灸之，外踝后灸之，缺盆骨上切之坚动如筋者灸之，膺中陷骨间灸之，掌束骨下灸之，脐下关元三寸灸之，毛际动脉灸之，膝下三寸分间灸之，足阳明灸之，跗上动脉灸之，巅上一灸之，取犬所啮处灸之，即以犬伤病法三炷灸之，凡当灸二十九处。

〔七〕寒热头痛，喘喝，目不能视，神庭主之。

其目泣出，头不痛者，听会主之。

寒热，头痛如破，目痛如脱，喘逆烦满，呕吐，流汗，难言，头维主之。

寒热，刺脑户。

五脏传病发寒热第一下

寒热取五处及天柱、风池、腰俞、长强、大杼、中膂俞、上髎、龈交、上关、关元、天牖、天容、合谷、阳溪、关冲、中渚、阳池、消泺、少泽、前谷、腕骨、阳谷、小海、然谷、至阴、昆仑主之。

寒热骨痛，玉枕主之。

寒热懈烂一本作懒淫泺，胫酸，四肢重痛，少气难言，至阳主之。

肺寒热，呼吸不得卧，上气，呕沫，喘气相追逐，胸满胁膺急，息难，振栗，脉鼓，气膈，胸中有热，支满不嗜食，汗不出，腰脊痛，肺俞主之。

寒热，心痛循循然，与背相引而痛，胸中悒悒不得息，咳唾血，多涎，烦中善噎，食不下，呕逆，汗不出，如疟状，目䀮䀮，泪出悲伤，心俞主之。

咳而呕，膈寒，食饮不下，寒热，皮肉肤痛，少气不得卧，胸满支两胁，膈上竞竞，胁痛腹䐜，胃脘暴痛，上气，肩背寒痛，汗不出，喉痹，腹中痛，积聚，嘿嘿嗜卧，怠惰不欲动，身常湿湿一作温温，心痛无可摇者，膈俞主之。

咳而胁满急，不得息，不得反侧，腋胁下与脐相引，筋急而痛反折，目上视，眩，目中循循然，眉头痛，惊狂，衄，少腹满，目䀮䀮生白翳，咳引胸痛，筋寒热，唾血，短气，鼻酸，肝俞主之。

寒热，食多身羸瘦，两胁引痛，心下贲痛，心如悬，下引脐，少腹急痛热，面急一本作黑，目䀮䀮，久喘咳少气，溺浊赤，肾俞主之。

骨寒热，溲难，肾俞主之。

寒热头痛，水沟主之。

寒热，颈瘰疬，大迎主之。

肩痛引项，寒热，缺盆中痛，汗不出，胸中热满，天髎主之。

寒热，肩肿引胛中痛，肩臂酸，臑俞主之。

寒热，项疬适，耳鸣无闻，引缺盆，肩中热痛，手臂麻小不举一本作手臂不举，肩贞主之。

寒热疬，目不明，咳上气，唾血，肩中俞主之。

寒热疬适，胸中满，有大气，缺盆中满痛者死，外溃不死，肩痛引项，臂不举，缺盆中痛，汗不出，喉痹，咳嗽血，缺盆主之。

咳上气，喘，暴喑不能言及舌下夹缝青脉，颈有大气，喉痹，咽中干急，不得息，喉中鸣，翕翕寒热，颈肿肩痛，胸满腹皮热，衄，气哽，心痛，隐疹，头痛，面皮赤热，身肉尽不仁，天突主之。

肺系急，胸中痛，恶寒，胸满悒悒然，善呕胆，胸中热，喘逆气，气相追逐，多浊唾不得息，肩背风汗出，面腹肿，膈中食噎不下食，喉痹，肩息肺胀，皮肤骨痛，寒热，烦满，中府主之。

寒热，胸满颈痛，四肢不举，腋下肿，上气，胸中有声，喉中鸣，天池主之。

咳，胁下积聚，喘逆，卧不安席，时寒热，期门主之。

寒热，腹䐜胀怏怏然不得息，京门主之。

寒濯濯，热烦，手臂不仁，唾沫，唇干引饮，手腕挛，指支痛，肺胀上气，耳中生风，咳喘逆，痹臂痛，呕吐，饮食不下膨膨然，少商主之。

唾血，时寒时热，泻鱼际，补尺泽。

臂厥，肩膺胸满痛，目中白翳眼青，转筋，掌中热，乍寒乍热，缺盆中相引痛，数欠，喘不得息，臂内廉痛，上膈，饮已烦满，太渊主之。

寒热，胸背急，喉痹，咳上气，喘，掌中热，数欠，汗出，刺经渠。

善忘，四肢逆厥，善笑，溺白，列缺主之。

胸中膨膨然，甚则交两手而瞀，暴痹喘逆，刺经渠及天府，此谓之大俞。

寒热咳呕沫，掌中热，虚则肩背寒栗，少气不足以息，寒厥交两手而瞀，口沫出；实则肩背热痛，汗出，四肢暴肿，身湿一本作温摇，时寒热，饥则烦，饱则善面色变一作痈，口噤不开，恶风泣出，列缺主之。

烦心，咳，寒热，善哕，劳宫主之。

寒热，唇口干，身热喘息，目急痛，善惊，三间主之。

胸中满，耳前痛，齿痛，目赤痛，颈肿，寒热，渴饮辄汗出，不饮则皮干热，曲池主之。

寒热，颈疬适，咳，呼吸难，灸五里，左取右，右取左。

寒热，颈疬适，肩痛不可举，臂臑主之。

风寒热，液门主之。

寒热，颈颔肿，后溪主之。

寒热善呕，商丘主之。

呕，厥寒，时有微热，胁下支满，喉痛嗌干，膝外廉痛，淫泺胫酸，腋下肿，马刀瘘，肩肿，吻伤痛，太冲主之。

心如悬《千金》作心痛，阴厥，脚腨后廉急，不可前却，血癃，肠澼便脓血，足跗上痛，舌卷不能言，善笑，足痿不收履，溺青赤白黄黑，青取井，赤取荥，黄取输，白取经，黑取合。血痔，泄《千金》下有利字后重，腹痛如癃状，狂仆，必有所扶持，及大气涎出，鼻孔中痛，腹中常鸣，骨寒热无所安，汗出不休，复溜主之。

男子如蛊，女子如阻，寒热少腹偏肿，阴谷主之。

少腹痛，飧泄出糜，次指间热，若脉陷，寒热身痛，唇干不得汗出，毛发焦，脱肉少气，内有热，不欲动摇，泄脓血，腰引少腹痛，暴惊狂言非常，巨虚下廉主之。

胸中满，腋下肿，马刀瘘，善自啮舌颊，天牖中肿，淫泺胫酸，头眩，枕骨颔颅痛，目涩，身痹，洒淅振寒，季胁下支满，寒热，胸胁腰腹膝外廉痛，临泣主之。

寒热颈肿，丘墟主之。

寒热，颈腋下肿，申脉主之。

寒热酸痟，四肢不举，腋下肿，马刀瘘，喉痹，髀膝胫骨摇酸，痹不仁，阳辅主之。

寒热，髀胫不收，阳交主之。

寒热，腰痛如折，束骨主之。

寒热，目䀮䀮，善咳喘逆，通谷主之。

寒热善唏，头重足寒，不欲食，脚挛，京骨主之。

寒热，篡反出，承山主之。

寒热，篡后出，瘛疭，脚腨酸重，战栗不能久立，脚急肿痛跗筋足挛，少腹痛引喉嗌，大便难，承筋主之。

跟厥，膝急，腰脊痛引腹篡，阴股热，阴暴痛，寒热，膝酸重，合阳主之。

经络受病入肠胃五脏积发伏梁息贲肥气痞气奔豚第二

〔一〕黄帝问曰：百病始生，三部之气，所伤各异，愿闻其会。岐伯对曰：喜怒不节则伤于脏，脏伤则病起于阴，清湿袭虚则病起于下，风雨袭虚则病起于上，是谓三部。至其淫泆，不可胜数。

风雨寒热不得虚邪，不能独伤人，卒然逢疾风暴雨而不病者，盖无虚邪，不能独伤，此必因虚邪之风，与其身形，两虚相得，乃客其形。两实相逢，众人肉坚。其中于虚邪也，因其天时，与其躬身，参以虚实，大病乃成。气有定舍，因处为名，上下内外，分为三真。是故虚邪之中人也，始于皮肤，皮肤缓则腠理开，腠理开则邪从毛发入，毛发入则稍深，稍深则毛发立，洒然，皮肤痛。留而不去则传舍于络，在络之时，通于肌肉，其病时痛时息，大经乃代。留而不去，传舍于经，在经之时，洒淅善惊。留而不去，传舍于俞，在俞之时，六经不通，四节即痛，腰脊乃强。留而不去，伏舍于伏冲之脉，在伏冲之脉时，身体重痛。留而不去，传舍于肠胃，在肠胃之时，贲响腹胀，多寒则肠鸣，飧泄不化，多热则溏出糜。留而不去，传舍于肠胃之外，募原之间，留著于脉，稽留而不去，息而成积，或著孙络，或著脉络，或著经脉，或著俞脉，或著于伏冲之脉，或著于膂筋，或著于肠胃之募原，上连于缓筋，邪气淫泆，不可胜论。

其著孙络之脉而成积，往来上下，擘音拍，破尽也乎《素问》作手孙络之居也，浮而缓，不能拘积而止之，故往来移行，肠胃之外，凑渗注灌，濯濯有音，有寒则腹䐜满雷引，故时切痛。其著于阳明之经，则夹脐而居，饱则益大，饥则益小。其著于缓筋也，似阳明之积，饱则痛，饥则安。其著于肠胃之募原也，痛而外连于缓筋也，饱则安，饥则痛。其著于伏冲之脉者，揣之应手而动，发手则热气下于两股，如汤沃之状。其著于膂筋在肠后者，饥则积见，饱则积不见，按之弗得。其著于俞脉者，闭塞不通，津液不下，而空窍干。此邪气之从外入内，从上下者也。

问曰：积之始生至其已成，奈何？对曰：积之始也，得寒乃生，厥止乃成积。问曰：其成奈何？对曰：厥气生足溢《灵枢》作足俯，足溢生胫寒，胫寒则脉血凝泣，寒热上下入于肠胃，入于肠胃则䐜胀，外之汁沫迫聚不得散，日以成积。卒然盛食多饮则脉满，起居不节，用力过度则络脉伤，阳络伤则血外溢，溢则衄血；阴络伤则血内溢，溢则便血。肠外之络伤则血溢于肠外，肠外有寒，汁沫与血相搏，则并合凝聚，不得散而成积矣。卒然中于寒，若内伤于忧恐，则气上逆，气上逆则穴腧不通，温气不行，凝血蕴裹而不散，津液凝涩，著而不去，而积皆成矣。

问曰：其生于阴者奈何？对曰：忧思伤心，重寒伤肺，忿怒伤肝。醉饱入房，汗出当风则伤脾；用力过度，入房汗出浴水则伤肾。此内外三部之所生病也。察其所痛，以知其应，有余不足，当补则补，当泻则泻，无逆天时，是谓至治。

〔二〕问曰：人之善病肠中积者，何以候之？对曰：皮薄而不泽，肉不坚而淖泽，如此则肠胃恶，恶则邪气留止，积聚乃作。肠胃之积，寒温不次，邪气乃一本作稍止，至其蓄积留止，大聚乃起。

〔三〕问曰：病有身体腰髀股胻皆肿，环脐而痛，是谓何病？对曰：名曰伏梁。此风根也，不可动，动之为水溺涩之病。病有少腹盛，左右上下皆有根者，名曰伏梁也。裹大脓血，居肠胃之外，不可治；治之，每切按之致死。此下则因阴，必下脓血，上则迫胃脘，生膈夹一本作依胃脘内痈，此久病也，难治。居脐上为逆，居脐下为顺，勿动亟夺，其气溢《素问》作泄于大肠，而著于肓，肓之原在脐下，故环脐而痛也。

〔四〕《八十一难》曰：心之积名曰伏梁，起于脐上，上至心下，大如臂，久久不愈，病烦心，心痛。以秋庚辛日得之，肾病传心，心当传肺，肺以秋旺，不受邪，因留结为积。

又曰：肺之积名曰息贲，在右胁下，覆大如杯，久久不愈，病洒洒恶寒，气逆喘咳，发肺痈。以春甲乙日得之，心病传肺，肺当传肝，肝以春旺，不受邪，因留结为积。

〔五〕问曰：病胁下满，气逆，行三二岁不已，是为何病？对曰：病名息贲，此不妨于食，不可灸刺，积为导引服药，药不能独治也。

〔六〕《八十一难》曰：肝之积名曰肥气，在左胁下，如覆杯，有头足如龟鳖状，久久不愈，发咳逆，痎疟，连岁月不已。以季夏戊己日得之，肺病传肝，肝当传脾，脾以季夏旺，不受邪，因留结为积。此与息贲略同。

又曰：脾之积名曰痞气，在胃脘，覆大如盘，久久不愈，病四肢不收，发黄疸，饮食不为肌肤。以冬壬癸日得之，肝病传脾，脾当传肾，肾以冬旺，不受邪，因留结为积。

又曰：肾之积名曰贲豚，发于少腹，上至心下，若豚状，或上或下无时，久不已，令人喘逆，骨痿少气。以夏丙丁日得之，脾病传肾，肾当传心，心以夏旺，不受邪，因留结为积也。

〔七〕息贲，时唾血，巨阙主之。

腹中积，上下行，悬枢主之。

疝积胸中痛，不得穷屈，天容主之。

暴心腹痛，疝积时发，上冲心，云门主之。

心下大坚，肓门、期门及中脘主之。

脐疝绕脐痛，冲胸不得息，灸脐中。

贲豚气上，腹䐜坚痛引阴中，不得小便，两丸骞，阴交主之。

脐下疝绕脐痛，石门主之。

奔豚气上，腹䐜痛，口强不能言，茎肿先引腰，后引小腹，腰髋少腹坚痛，下引阴中，不得小便，两丸骞，石门主之。

奔豚，寒气入小腹，时欲呕，伤中溺血，小便数，腰背脐痛引阴，腹中窘急欲凑，后泄不止，关元主之。

奔豚上抢心，甚则不得息，忽忽少气，尸厥，心烦痛，饥不能食，善寒中腹胀，引䐜而痛，小腹与脊相控暴痛，时窘之后，中极主之。

腹中积聚，时切痛，商一作肓曲主之。

脐下积，疝瘕，胞中有血，四满主之。

脐疝绕脐而痛，时上冲心，天枢主之。

气疝烦呕，面肿，奔豚，天枢主之。

奔豚，卵上入，痛引茎，归来主之。

奔豚上下，期门主之。

息奔，胁下气上下，胸中有热，期门主之。

疝瘕，髀中急痛，循胁上下抢心，腹痛积聚，府舍主之。

奔豚，腹肿，章门主之。

少腹积聚，劳宫主之。

环脐痛，阴骞，两丸缩，腹坚痛不得卧，太冲主之。

寒疝，下至腹腠膝腰痛如清水，大腹一作小腹诸疝，按之下至膝上伏兔中寒，疝痛腹胀满，痿厥少气，阴市主之。

大疝腹坚，丘墟主之。

五脏六腑胀第三

〔一〕黄帝问曰：脉之应于寸口，如何而胀？岐伯对曰：其至大坚直以涩者，胀也。问曰：何以知其脏腑之胀也？对曰：阴为脏而阳为腑也。对曰：夫气之令人胀也，在于血脉之中耶？抑脏腑之内乎？对曰：二者皆在焉，然非胀之舍也。问曰：愿闻胀舍。对曰：夫胀者，皆在于腑脏之外，排脏腑而廓胸胁，胀皮肤，故命曰胀。

问曰：脏腑之在内也，若匣匮之藏禁器也，各有次舍，异名而同处，一域之中，其气各异，愿闻其故。对曰：夫胸腹者，脏腑之城廓。膻中者，心主之中宫也。胃者，太仓也。咽喉小肠者，传道也。胃之五窍者，闾里之门户也。廉泉玉英者，津液之道路也。故五脏六腑各有畔界，其病各有形状。营气循脉，卫气逆为脉胀，卫气并血脉循分肉为肤胀《灵枢》作营气循脉为脉胀，卫气并脉循分肉为肤胀，取三里泻之，近者一下一本作分，下同，远者三下，无问虚实，工在疾泻也。

问曰：愿闻胀形。对曰：心胀者，烦心短气，卧不得安。肺胀者，虚满而喘咳。肝胀者，胁下满而痛引少腹。脾胀者，苦哕，四肢闷，体重不能衣。肾胀者，腹满引背怏怏然，腰髀痛。胃胀者，腹满胃脘痛，鼻闻焦臭，妨于食，大便难。大肠胀者，肠鸣而痛濯濯，冬日重感于寒则泄，食不化。小肠胀者，小腹胀䐜引腰而痛。膀胱胀者，小腹满而气癃。三焦胀者，气满于皮肤中，壳壳然而不坚。胆胀者，胁下痛胀，口苦，好太息。凡此诸胀，其道在一，明知逆顺，针数不失。泻虚补实，神去其室。致邪失正，真不可定。粗工所败，谓之天命。补虚泻实，神归其室，久塞其空，谓之良工。

问曰：胀者焉生，何因而有名？对曰：卫气之在身也，常并脉循分肉，行有逆顺，阴阳相随，乃得天和，五脏皆治，四时皆叙，五谷乃化。然而厥气在下，营卫留止，寒气逆上，真邪相攻，两气相薄，乃舍为胀。问曰：何以解惑？对曰：合之于真，三合而得。

问曰：无问虚实，工在疾泻，近者一下，远者三下，今有三而不下，其过焉在？对曰：此言陷于肉肓而中气穴者也。不中气穴而气内闭藏，不陷肓则气不行，不越中肉则卫气相乱，阴阳相逆。其于胀也，当泻而不泻，故气不下，必更其道，气下乃止，不下复起，可以万全，恶有殆者乎？其于胀也，必审其诊，当泻则泻，当补则补，如鼓之应桴，恶有不下者乎？

〔二〕心胀者，心俞主之，亦取列缺。

肺胀者，肺俞主之，亦取太渊。

肝胀者，肝俞主之，亦取太冲。

脾胀者，脾俞主之，亦取太白。

肾胀者，肾俞主之，亦取太溪。

胃胀者，中脘主之，亦取章门。

大肠胀者，天枢主之。

小肠胀者，中髎主之。

膀胱胀者，曲骨主之。

三焦胀者，石门主之。

胆胀者，阳陵泉主之。

五脏六腑之胀，皆取三里。三里者，胀之要穴也。

水肤胀鼓胀肠覃石瘕第四

〔一〕黄帝问曰：水与肤胀、鼓胀、肠覃、石瘕，何以别之？岐伯对曰：水之始起也，目窠上微肿，如新卧起之状，颈脉动，时咳，阴股间寒，足胫肿，腹乃大，其水已成也。以手按其腹，随手而起，如裹水之状，此其候也。肤胀者，寒气客于皮肤之间，壳壳然不坚，腹大，身尽肿，皮肤厚，按其腹，陷而不起，腹色不变，此其候也。鼓胀者，腹胀身肿大，与肤胀等，其色苍黄，腹筋一本作脉起，此其候也。肠覃者，寒气客于肠外，与卫气相薄，正气不得营，因有所系，瘕而内著，恶气乃起，息肉乃生。其始生也，大如鸡卵，稍以益大，至其成也，如怀子状，久者离岁月，按之则坚，推之则移，月事时下，此其候也。石瘕者，生于胞中，寒气客于子门，子门闭塞，气不通，恶血当泻不泻，血衃乃留止，日以益大，状如怀子，月事不以时下，皆生于女子，可导而下之。

问曰：肤胀鼓胀可刺耶？对曰：先刺其腹之血络，后调其经，亦刺去其血脉。

〔二〕问曰：有病心腹满，旦食则不能暮食，此为何病？对曰：此名为鼓胀，治之以鸡矢醴，一剂知，二剂已。问曰：其时有复发者，何也？对曰：此食饮不节，故时有病也。虽然，其病且已，因当风，气聚于腹也。

〔三〕风水肤胀，为五十九刺《灵枢》作五十七刺，取皮肤之血者，尽取之。徒水，先取环谷下三寸，以铍针刺之而藏之，引而纳之，入而复出，以尽其水，必坚束之，束缓则烦闷，束急则安静，间日一刺之，水尽乃止，饮则闭药，方刺之时徒饮之，方饮无食，方食无饮，无食他食百三十五日。

〔四〕水肿，人中尽满，唇反者死，水沟主之。

水肿，大脐平，灸脐中，腹无理不治。

水肿，水气行皮中，阴交主之。

水肿腹大，水胀，水气行皮中，石门主之。

石水，痛引胁下胀，头眩痛，身尽热，关元主之。

振寒，大腹石水，四满主之。

石水，刺气冲。

石水，章门及然谷主之。

石水，天泉主之。

腹中气盛，腹胀逆《千金》作水胀逆，不得卧，阴陵泉主之。

水肿留饮，胸胁支满，刺陷谷出血，立已。

水肿胀，皮肿，三里主之。

胞中有大疝瘕积聚，与阴相引而痛，苦涌泄上下出，补尺泽、太溪、手阳明寸口，皆补之。

肾风发风水面胕肿第五

〔一〕黄帝问曰：少阴何以主肾？肾何以主水？岐伯对曰：肾者，至阴也，至阴者，盛水也。肺者，太阴也，少阴者，冬脉也，其本在肾，其末在肺，皆积水也。问曰：肾何以聚水而生病？对曰：肾者，胃之关也，关门不利，故聚水而从其类，上下溢于皮肤，故为胕肿。胕肿者，聚水而生病也。问曰：诸水皆主于肾乎？对曰：肾者，牝脏也，地气上者，属于肾而生水液，故曰至阴。勇而劳甚则肾汗出，肾汗出逢于风，内不得入于腑脏，外不得越于皮肤，客于玄腑，行于皮里，传为胕肿，本之于肾，名曰风水。

〔二〕问曰：有病肾风者，面胕庞然肿《素问》无肿字壅，害于言，可刺否？对曰：虚不当刺，不当刺而刺，后五日其气必至。问曰：其至何如？对曰：至必少气，时从胸背上至头，汗出，手热，口干苦渴，小便黄，目下肿，腹中鸣，身重难行，月事不来，烦而不能食，食不能正偃，正偃则咳甚，病名曰风水。

问曰：愿闻其说？对曰：邪之所凑，其气必虚，阴虚者，阳必凑之，故少气时热而汗出，小便黄。小便黄者，少腹气热也。不能正偃者，胃中不和也。正偃则咳甚，上迫肺也。诸有水气者，微肿见于目下。问曰：何以言之？对曰：水者，阴也，目下亦阴也，腹者至阴之所居，故水在腹者，必使目下肿。真气上逆，故口苦舌干，卧不得正偃，正偃则咳出清水也。诸水病者，皆不得卧，卧则惊，惊则咳甚也。腹中鸣者。病本于胃也。传脾则烦不能食，食不下者，胃脘膈也。身重难以行者，胃脉在足也。月事不来者，胞脉闭也。胞脉者，属心而络于胞中，今气上迫肺，心气不得下通，故月事不来也。

〔三〕问曰：有病庞然如水气状，切其脉大紧，身无痛者，形不瘦，不能食，食少，名为何？对曰：病主《素问》作生在肾，名曰肾风。肾风而不能食，善惊不已《素》无不字，心气痿者死。

风水膝肿，巨虚上廉主之。

〔四〕面胕肿，上星主之，先取譩譆，后取天牖、风池。

风水面胕肿，冲阳主之胕，一作浮。

风水面胕肿，颜黑，解溪主之。

针灸甲乙经卷之九

大寒内薄骨髓阳逆发头痛第一 颔项痛附

〔一〕黄帝问曰：病头痛，数岁不已，此何病也？岐伯对曰：当有所犯大寒，内至骨髓，骨髓者，以脑为主，脑逆，故令头痛，齿亦痛。

阳逆头痛，胸满不得息，取人迎。

〔二〕厥头痛，面若肿起而烦心，取足阳明、太阳一作阴。

厥头痛，脉痛，心悲喜泣，视头动脉反盛者乃刺之，尽去血，后调足厥阴。

厥头痛，噫《九虚》作意，善忘，按之不得，取头面左右动脉，后取足太阳一作阴。

厥头痛，员员而痛《灵枢》作贞贞头重，泻头上五行，行五，先取手少阴，后取足少阴。

头痛，项先痛，腰脊为应，先取天柱，后取足太阳。

厥头痛，痛甚，耳前后脉骨一本作涌热，先泻其血，后取足太阳、少阴一本亦作阳。

厥头痛，痛甚，耳前后脉涌有热，泻其血，后取足少阳。

真头痛，痛甚，脑尽痛，手足寒至节，死不治。

头痛不可取于俞，有所击坠，恶血在内，若内伤痛，痛未已，可即刺之，不可远取。

头痛不可刺者，大痹为恶风日作者，可令少愈，不可已。

头寒痛，先取手少阳、阳明，后取足少阳、阳明。

〔三〕颔痛，刺手阳明与颔之盛脉出血。

头项不可俯仰，刺足太阳；不可顾，刺手太阳一云手阳明。

颔痛刺足阳明曲周动脉见血，立已；不已，按经刺人迎，立已。

〔四〕头痛，目窗及天冲、风池主之。

厥头痛，孔最主之。

厥头痛，面肿起，商丘主之。

寒气客于五脏六腑发卒心痛胸痹心疝三虫第二

〔一〕厥心痛，与背相引，善瘛，如物从后触其心，身伛偻者，肾心痛也。先取京骨、昆仑，发针立已，不已取然谷。

厥心痛，腹胀满，心痛尤甚者，胃心痛也。取大都、太白。

厥心痛，如锥针刺其心，心痛甚者，脾心痛也。取然谷、太溪。

厥心痛，色苍苍如死灰状，终日不得太息者，肝心痛也。取行间、太冲。

厥心痛，卧若从居，心痛乃间，动作痛益甚，色不变者，肺心痛也。取鱼际、太渊。

真心痛，手足清至节，心痛甚，旦发夕死，夕发旦死。

心下一本作痛不可刺者，中有盛聚，不可取于腧。

肠中有虫瘕，有蛔咬，皆不可取以小针。

心腹痛，发作肿聚，往来上下行，痛有休止，腹中热，善涎出者，是蛔咬也。以手聚按而坚持之，无令得移，以大针刺之，久持之，虫不动，乃出针。

〔二〕心痛引腰脊，欲呕，刺足少阴。心痛腹胀涩涩然，大便不利，取足太阴。心痛引背不得息，刺足少阴，不已取手少阴。心痛，少腹满，上下无常处，溲便难，刺足厥阴。心痛，但短气不足以息，刺手太阴。

〔三〕心痛不可按，烦心，巨阙主之。

心痛有三虫，多涎，不得反侧，上脘主之。

心痛身寒，难以俯仰，心疝冲冒，死不知人，中脘主之。

心痛上抢心，不欲食，支痛斥膈，建里主之。

心腹中卒痛而汗出，石门主之。

胸胁背相引痛，心下溷溷，呕吐多唾，饮食不下，幽门主之。

脾逆气，寒厥急，烦心，善唾哕噫，胸满噭呼，胃气上逆，心痛，太渊主之《千金》作肺胀胃逆。

心膨膨痛《千金》云烦闷乱，少气不足以息，尺泽主之。

心痛，侠白主之。

卒心中痛，瘛疭互相引，肘内廉痛，心敖敖然，间使主之。

心痛，衄哕呕血，惊恐畏人，神气不足，郄门主之。

心痛卒咳逆，曲泽主之，出血则已。

卒心痛，汗出，大敦主之，出血立已。

胸痹引背时寒，间使主之。

胸痹心痛，肩肉麻木，天井主之。

胸痹心痛不得息，痛无常处，临泣主之。《千金》云不得反侧。

〔四〕心疝暴痛，取足太阴、厥阴，尽刺之血络。

喉痹舌卷，口干烦心，心痛，臂表痛《灵枢》及《太素》俱作臂内廉痛不可及头，取关冲，在手小指次指爪甲去端如韭叶许一云左取右，右取左。

邪在肺五脏六腑受病发咳逆上气第三

〔一〕邪在肺则皮肤痛，发寒热，上气喘，汗出，咳动肩背，取之膺中外俞，背三椎之旁，以手疾按之，快然乃刺之，取缺盆中以越之。

〔二〕黄帝问曰：肺之令人咳何也？岐伯对曰：五脏六腑皆令人咳，非独肺也。皮毛者，肺之合也，皮毛先受邪气，邪气以从其合。其寒饮食入胃，从肺脉上至于肺气则肺寒，肺寒则内外合邪，因而客之，则为肺咳。五脏各以其时受病，非其时各传以与之。人与天地相参，故五脏各以治时感于寒则受病也，微则为咳，甚则为泄为痛。乘秋则肺先受邪，乘春则肝先受之，乘夏则心先受之，乘至阴则脾先受之，乘冬则肾先受之。

肺咳之状，咳而喘息有音，甚则唾血。心咳之状，咳则心痛，喉中喝喝《素问》作吤吤如梗状，甚则咽肿喉痹。肝咳之状，咳则胠《素问》作两胁下痛，甚不可以转，转作两胁《素问》作胠下满。脾咳之状，咳则右胠《素问》作胁下痛，阴阴引肩背，甚则咳涎不可以动，动则咳剧。肾咳之状，咳则腰背相引而痛，甚则咳涎。五脏久咳乃移于六腑。脾咳不已则胃受之，胃咳之状，咳而呕，呕甚则长虫出。肝咳不已则胆受之，胆咳之状，咳呕胆汁。肺咳不已则大肠受之，大肠咳之状，咳而遗矢。心咳不已则小肠受之，小肠咳之状，咳而失气，气与咳俱失。肾咳不已则膀胱受之，膀胱咳之状，咳而遗尿《素问》作溺。久咳不已则三焦受之，三焦咳之状，咳而腹满不欲饮食，此皆聚于胃，关于肺，使人多涕唾而面浮肿，气逆。

治脏者治其俞，治腑者治其合，浮肿者，治其经。

秋伤于湿，冬生咳嗽。

〔三〕问曰：《九卷》言振埃，刺外经而去阳病，愿卒闻之。对曰：阳气大逆，上满于胸中，愤䐜肩息，大气逆上，喘喝坐伏，病咽噎不得息，取之天容。其咳上气，穷诎胸痛者，取之廉泉。取之天容者，深无一里里字疑误，取廉泉者，血变乃止。

〔四〕咳逆上气，魄户及气舍主之。

咳逆上气，虚喘，譩譆主之。

咳逆上气，咽喉鸣喝，喘息，扶突主之。

咳逆上气唾沫，天容及行间主之。

咳逆上气，咽喉痈肿，呼吸短气，喘息不通，水突主之一本作天突。

咳逆上气，喘不能言，华盖主之。

咳逆上气，唾喘短气不得息，口不能言，膻中主之。

咳逆上气，喘不得息，呕吐胸满，不得饮食，输府主之。

咳逆上气，涎出多唾，呼吸喘悸，坐不得安，彧中主之。

胸满咳逆，喘不得息，呕吐烦满，不得饮食，神藏主之。

胸胁榰满，咳逆上气，呼吸多唾浊沫脓血，库房主之。

咳喘不得息，坐不得卧，呼吸气索咽不得，胸中热，云门主之。

胸胁榰满，不得俯仰，咳唾陈脓秽浊，周荣主之。

胸中满痛，乳肿，溃痈，咳逆上气，咽喉喝有声，天溪主之。

咳逆不止，三焦有水气，不能食，维道主之。

咳逆烦闷不得卧，胸中满，喘不得息，背痛，太渊主之。

咳逆上气，舌干胁痛，心烦肩寒，少气不足以息，腹胀喘，尺泽主之。

咳，干呕烦满，侠白主之。

咳上气，喘不得息，暴痹内逆，肝肺相薄，鼻口出血，身胀逆息不得卧，天府主之。

凄凄寒，咳吐血，逆气惊，心痛，手少阴郄主之。

咳而胸满，前谷主之。

咳，面赤热，支沟主之。

咳，喉中鸣，咳唾血，大钟主之。

肝受病及卫气留积发胸胁满痛第四

〔一〕邪在肝，则病两胁中痛，寒中，恶血在内，胻节时肿，善瘛，取行间以引胁下，补三里以温胃中，取血脉以散恶血，取耳间青脉以去其瘛。

〔二〕黄帝问曰：卫气留于脉《太素》作腹中，蓄积不行，苑蕴不得常所《灵枢》下有使人二字，楮胁中满，喘呼逆息者，何以去之？伯高对曰：其气积于胸中者上取之，积于腹中者下取之，上下皆满者旁取之。积于上者泻人迎、天突、喉中；积于下者泻三里与气街；上下皆满者上下皆取之，与季胁之下深一寸，重者鸡足取之。诊视其脉，大而强急，及绝不至者，腹皮绞甚者，不可刺也。

气逆上，刺膺中陷者，与胁下动脉。

〔三〕胸满，呕无所出，口苦舌干，饮食不下，胆俞主之。

胸满，呼吸喘喝，穷诎窘不得息，刺人迎入四分，不幸杀人。

胸满痛，璇玑主之。

胸胁榰满，痛引胸中，华盖主之。

胸胁榰满，痹痛骨疼，饮食不下，呕《千金》作咳逆上气，烦心，紫宫主之。

胸中满不得息，胁痛骨疼，喘逆上气，呕吐烦心，玉堂主之。

胸胁榰满，膈塞，饮食不下，呕吐，食复还出，中庭主之。

胸胁榰满，痛引膺不得息，闷乱烦满，不得饮食，灵墟主之。

胸胁榰满不得息，咳逆，乳痈，洒淅恶寒，神封主之。

胸胁榰满，鬲逆不通，呼吸少气，喘息，不得举臂，步廊主之。

胸胁榰满，喘逆上气，呼吸肩息，不知食味，气户主之。

喉痹，胸中暴逆，先取冲脉，后取三里、云门，皆泻之。

胸胁榰满，却引背痛，卧不得转侧，胸乡主之。

伤忧悁思气积，中脘主之。

胸满，马刀，臂不得举，渊腋主之。

大气不得息，息即胸胁中痛，实则其身尽寒，虚则百节尽纵，大包主之。

胸中暴满不得卧一云不得喘息，辄筋主之。

胸胁榰满，瘛疭引脐腹痛，短气烦满，呕吐，巨阙主之。

腹中积气结痛，梁门主之。

伤食，胁下满，不能转展反侧，目青而呕，期门主之。

胸胁榰满，劳宫主之。

多卧善唾，胸满肠鸣，三间主之。

胸满不得息，颈颔肿，阳谷《千金》作阳溪主之。

胸肋胀，肠鸣切痛一云胸胁支满，腹中切痛，太白主之。

暴胀，胸胁榰满，足寒，大便难，面唇白，时时呕血，太冲主之。

胸胁榰满，恶闻人声与木音，巨虚上廉主之。

胸胁榰满，寒如风吹状，侠溪主之。

胸胁痛，善太息，胸满膨膨然《千金》作胸背急，丘墟主之。

胸胁榰满，头痛，项内寒热，外丘主之。

胁下榰满，呕吐逆，阳陵泉主之。

邪在心胆及诸脏腑发悲恐太息口苦不乐及惊第五

〔一〕黄帝问曰：有口苦取阳陵泉，口苦者，病名为何？何以得之？岐伯对曰：病名曰胆瘅。夫胆者，中精之腑，五脏《素问》无此八字，但云肝者，中之将也取决于胆，咽为之使。此人者，数谋虑不决，胆气上溢《素问》下有虚字，而口为之苦，治之以胆募俞，在阴阳十二官相使中。

善怒而欲食，言益少，刺足太阴。怒而多言，刺足少阴《太素》作少阳。

〔二〕短气心痹，悲怒逆气，恐，狂易，鱼际主之。

心痛善悲，厥逆，悬心如饥之状，心澹澹而惊恐，大陵及间使主之。

心澹澹而善惊恐，心悲，内关主之《千金》作曲泽。

善惊悲不乐，厥，胫足下热，面尽热，嗌干渴，行间主之。

脾虚令人病寒不乐，好太息，商丘主之。

色苍苍然，太息，如将死状，振寒，溲白便难，中封主之。

心如悬，哀而乱，善怒，嗌内肿，心惕惕恐如人将捕之，多涎出，喘，少气吸吸不足以息，然谷主之。

惊，善悲不乐如堕坠，汗不出，面尘黑，病饥不欲食，照海主之。

胆眩，寒厥，手臂痛，善惊，妄言，面赤泣出，液门主之。

大惊乳痛，梁丘主之。

〔三〕邪在心，则病心痛，善悲，时眩仆，视有余不足而调其腧。

胆病者，善太息，口苦，呕宿水《灵枢》作宿汁，心下澹澹，善恐，如人将捕之，嗌中吤吤然，数咳唾，候在足少阳之本末，亦视其脉之陷下者灸之，其寒热者取阳陵泉。

邪在胆，逆在胃，胆液泄则口苦，胃气逆则呕苦汁，故曰呕胆，取三里以下胃逆，则刺足少阳血络以闭胆逆，调其虚实以去其邪。

脾受病发四肢不用第六

〔一〕黄帝问曰：脾病而四肢不用何也？岐伯对曰：四肢者，皆禀气于胃，而不得径至，必因脾乃得禀。今脾病不能为胃行其津液，四肢不得禀水谷气，气日以衰，脉道不通，筋骨肌肉皆无气以生，故不用焉。

问曰：脾不主时何也？对曰：脾者土也，土者中央，常以四时长四脏，各十八日寄治，不独主时。脾者土脏，常著胃土之精也，土者生万物而法天地，故上下至头足不得主时。

问曰：脾与胃以募相连耳，而能为之行津液何也？

对曰：足太阴者，三阴也，其脉贯胃属脾络嗌，故太阴为之行气于三阴。阳明者表也，五脏六腑之海也，亦为之行气于三阳，脏腑各因其经而受气于阳明，故为胃行津液。四肢不得禀水谷气，气日以衰，阴道不利，筋骨肌肉皆无气以生，故不用焉。

〔二〕身重骨痿不相知，太白主之。

脾胃大肠受病发腹胀满肠中鸣短气第七

〔一〕邪在脾胃，则病肌肉痛。阳气有余，阴气不足，则热中善饥；阳气不足，阴气有余，则寒中肠鸣腹痛；阴阳俱有余，若俱不足，则有寒有热，皆调其三里。

〔二〕饮食不下，膈塞不通，邪在胃脘。在上脘则抑而下之，在下脘则散而去之。

胃病者，腹䐜胀，胃脘当心而痛，上楮两胁，膈咽不通，食饮不下，取三里。

腹中雷一本作常鸣，气常冲胸，喘，不能久立，邪在大肠也，刺肓之原、巨虚上廉、三里。腹中不便，取三里，盛则泻之，虚则补之。

大肠病者，肠中切痛而鸣濯濯，冬日重感于寒则泄，当脐而痛，不能久立，与胃同候，取巨虚上廉。

〔三〕腹满，大便不利，腹大，上走胸嗌《灵枢》下有喘息二字，喝喝然，取足少阳。腹满，食不化向向然，不得大便，取足太阳。腹痛，刺脐左右动脉，已刺按之，立已；不已，刺气街，已刺按之，立已。

〔四〕腹暴痛满，按之不下，取太阳经络血者，则已，又刺少阴俞一本作少阳俞去脊椎三寸旁五，用圆利针，刺已如食顷久，立已，必视其经之过于阳者数刺之。

〔五〕腹满不能食，刺脊中。腹中气胀引脊痛，饮食多，身羸瘦，名曰食晦，先取脾俞，后取季胁。

大肠转气，按之如覆杯，热引胃痛，脾气寒，四肢急烦，不嗜食，脾俞主之。

胃中寒胀，食多，身体羸瘦，腹中满而鸣，腹䐜，风厥，胸胁楮满，呕吐，脊急痛，筋挛，食不下，胃俞主之。

头痛，食不下，肠鸣胪胀欲呕，时泄注，三焦俞主之。

腹满胪胀，大便泄，意舍主之。

胪胀水肿，食饮不下，多寒《千金》作恶寒，胃仓主之。

心腹胀满，噫，烦热，善呕，膈中不利，巨阙主之。

寒中伤饱，食饮不化，五脏䐜胀，心腹胸胁楮满，脉虚则生百病，上脘主之。

腹胀不通，寒中伤饱，食饮不化，中脘主之。

食饮不化，入腹还出，下脘主之。

肠中常鸣，时上冲心，灸脐中。

心满气逆，阴都主之。

大肠寒中《千金》作疝，大便干，腹中切痛，肓俞主之。

腹中尽痛，外陵主之。

肠鸣相逐，不可倾侧，承满主之。

腹胀善满，积气，关门主之。

食饮不下，腹中雷鸣，大便不节，小便赤黄，阳纲主之。

腹胀肠鸣，气上冲胸，不能久立，腹中痛濯濯，冬日重感于寒则泄，当脐而痛，肠胃间游气切痛，食不化，不嗜食，身肿一本作重，夹脐急，天枢主之。

腹中有大热不安，腹有大气如相夹，暴腹胀满，癃，淫泺，气冲主之。

腹满痛不得息，正偃卧，屈一膝，伸一膝，并气冲，针上入三寸，气至泻之。

寒气腹满，癃，淫泺，身热，腹中积聚疼痛，冲门主之。

腹中肠鸣盈盈然，食不化，胁痛不得卧，烦热口干燥，不嗜食，胸胁榰满，喘息而冲膈，呕，心痛及伤饱，身黄，酸痟羸瘦，章门主之。

肠鸣而痛，温溜主之。

肠腹时寒，腰痛不得卧，三里主之。

腹中有寒气，隐白主之。

腹满向向然，不便，心下有寒痛，商丘主之。

腹中热若寒，肠善鸣，强欠，时内痛，心悲气逆，腹满，漏谷主之。已刺外踝上，气不止，腹胀而气快然引肘胁下，皆主之。

腹中气胀，嗑嗑不嗜食，胁下满，阴陵泉主之。

喘，少气不足以息，腹满，大便难，时上走胸中鸣，胀满，口舌干，口中吸吸，善惊，咽中痛，不可内食，善怒，惊恐不乐，大钟主之。

嗌干，腹瘛痛，坐起目䀮䀮，善怒多言，复溜主之。

腹寒胀满，厉兑主之。

腹大不嗜食，冲阳主之。

厥气上榰，解溪主之。

大肠有热，肠鸣腹满，夹脐痛，食不化，喘，不能久立，巨虚上廉主之。

肠中寒，胀满善噫，恶闻食臭，胃气不足，肠鸣腹痛，泄，食不化，心下胀，三里主之。

腹满，胃中有热，不嗜食，悬钟主之。

大肠实则腰背痛，寒痹转筋，头眩痛；虚则鼻衄，癫疾，腰痛濈濈然汗出，令人欲食，欲走，承筋主之，取脚下三折横，视盛者出血。

肾小肠受病发腹胀腰痛引背少腹控睾第八

〔一〕邪在肾，则病骨痛阴痹。阴痹者，按之而不得，腹胀腰痛，大便难，肩背颈项强痛，时眩，取之涌泉、昆仑，视有血者，尽取之。

〔二〕少腹控睾引腰脊，上冲心肺，邪在小肠也。

小肠者，连睾系，属于脊，贯肝肺，络心系。气盛则厥逆，上冲肠胃，熏肝肺，散于胸，结于脐，故取肓原以散之，刺太阴以予之，取厥阴以下之，取巨虚下廉以去之，按其所过之经以调之。

〔三〕小肠病者，少腹痛，腰脊控睾而痛，时窘之后，耳前热，若寒甚，若独肩上热甚，及手小指次指间热，若脉陷者，此其候也。

〔四〕黄帝问曰：有病厥者，诊右脉沉坚，左手浮迟，不知病生安在？岐伯对曰：冬诊之，右脉固当沉坚，此应四时，左脉浮迟，此逆四时。左当主病，诊左在肾，颇在肺，当腰痛。问曰：何以言之？对曰：少阴脉贯肾络肺，今得肺脉，肾为之病，故为腰痛。

〔五〕足太阳脉令人腰痛，引项脊尻背如肿状，刺其郄中太阳正经去血，春无见血。

少阳令人腰痛，如以针刺其皮中，循循然不可俯仰，不可以左右顾，刺少阳盛骨之端出血，盛骨在膝外廉之骨独起者，夏无见血。

阳明令人腰痛，不可以顾，顾如有见者，善悲，刺阳明于胻前三痏，上下和之出血，秋无见血。

足少阴令人腰痛，痛引脊内廉，刺足少阴于内踝上二痏，春无见血，若出血太多，虚不可复。

厥阴之脉令人腰痛，腰中如张弓弩弦，刺厥阴之脉，在腨踵鱼腹之外，循之累累然乃刺之。其病令人善言，默默然不慧，刺之三痏。

解脉令人腰痛，痛引肩，目䀮䀮然，时遗溲，刺解脉在膝筋分肉间，在郄外廉之横脉出血，血变而止。

同阴之脉令人腰痛，腰如小锤居其中，怫然肿，刺同阴之脉，在外踝上绝骨之端，为三痏。

解脉令人腰痛如裂《素问》作引带，常如折腰之状，善怒，刺解脉，在郄中结络如黍米，刺之血射以黑，见赤血乃已。全元起云：有两解脉，病源各异，疑误未详。

阳维之脉令人腰痛，痛上怫然肿，刺阳维之脉，脉与太阳合腨下间，去地一尺所。

衡络之脉令人腰痛，得俯不得仰，仰则恐仆，得之举重伤腰，衡络绝伤，恶血归之，刺之在郄阳之筋间，上郄数寸衡居，为二痏出血。

会阴之脉令人腰痛，痛上濈然汗出，汗干令人欲饮，饮已欲走，刺直阳之脉上三痏，在跷上郄下三寸所横居，视其盛者出血。《素问》濈濈然作漯漯然，三所作五寸。

飞阳之脉令人腰痛，痛上怫然，甚则悲以恐，刺飞阳之脉，在内踝上二寸《素问》作五寸，少阴之前与阴维之会。

昌阳之脉令人腰痛，痛引膺，目䀮䀮然，甚则反折，舌卷不能言，刺内筋为二痏，在内踝上大筋后，上踝一寸所。《素问》大筋作太阴。

散脉令人腰痛而热，热甚而烦，腰下如有横木居其中，甚则遗溲，刺散脉在膝前骨肉分间，络外廉束脉为三痏。

肉里之脉令人腰痛，不可以咳，咳则筋挛，刺肉里之脉为二痏，在太阳之外，少阳绝骨之端。

腰痛夹脊而痛，至头几几然，目䀮䀮欲僵仆，刺足太阳郄中出血。

腰痛引少腹控胁，不可以俯仰，刺腰尻交者两髁胂上，以月死生为痏数，发针立已。《素问》云：左取右，右取左。

腰痛上寒，取足太阳、阳明；痛上热，取足厥阴；不可以俯仰，取足少阳；中热而喘，取足少阴、郄中血络。

〔六〕腰痛上寒，实则脊急强，长强主之。

少腹痛控睾引腰脊，疝痛，上冲心，腰脊强，溺难黄赤，口干，小肠俞主之。

腰脊痛强引背少腹，俯仰难，不得仰息，脚痿重，尻不举，溺赤，腰以下至足清不仁，不可以坐起，膀胱俞主之。腰痛不可以俯仰，中膂俞主之。

腰足痛而清，善伛，睾跳骞，上髎主之。

腰痛怏怏不可以俯仰，腰以下至足不仁，入脊腰背寒，次髎主之，先取缺盆，后取尾骶与八髎。

腰痛，大便难，飧泄，腰尻中寒，中髎主之。

腰痛脊急，胁下满，小腹坚急，志室主之。

腰脊痛，恶寒，少腹满坚，癃闭下重，不得小便，胞肓主之。

腰痛骶寒，俯仰急难，阴痛下重，不得小便，秩边主之。

腰痛控睾小腹及股，卒俯不得仰，刺气冲。

腰痛不得转侧，章门主之。

腰痛不可以久立俯仰，京门及行间主之。

腰痛引少腹，居髎主之。

肾腰痛不可俯仰，阴陵泉主之。

腰痛少腹满，小便不利如癃状，羸瘦，意恐惧，气不足，腹中悒悒，太冲主之。

腰痛，少腹痛，阴包主之。

腰痛大便难，涌泉主之。《千金》云腰脊相引如解。

实则闭癃，凄凄腰脊痛，宛转，目循循然，嗜卧，口中热，虚则腰痛，寒厥，烦心闷，大钟主之。

腰痛引脊内廉，复溜主之，春无见血，若太多，虚不可复。是前足少阴痛也。

腰痛不能举足，少坐若下车踬地，胫中烁烁然，申脉主之。

腰痛如小锤居其中，怫然肿痛，不可以咳，咳则筋缩急，诸节痛，上下无常，寒热，阳辅主之。

腰痛不可举足，跟中踝后痛，脚痿，仆参主之。

腰痛夹脊至头几几然，目䀮䀮，委中主之。是前刺足太阳郄中出血者。

腰痛得俯不得仰，仰则恐仆，得之举重，恶血归之，殷门主之。是前衡络之脉腰痛者。

腰脊痛尻臀股阴寒大痛，虚则血动，实则并热痛，痔痛，尻脽中肿，大便直出，扶承主之。

三焦膀胱受病发少腹肿不得小便第九

〔一〕少腹肿痛，不得小便，邪在三焦约，取之足太阳大络，视其结络脉与厥阴小络结而血者，肿上及胃脘，取三里。

〔二〕三焦病者，腹胀气满，少腹尤坚，不得小便，窘急，溢则为水，留则为胀，候在足太阳之外大络，络在太阳、少阳之间，亦见于脉，取委阳。

膀胱病者，少腹偏肿而痛，以手按之则欲小便而不得，眉一本作肩上热，若脉陷，及足小指外侧及胫踝后皆热者，取委中。

〔三〕病在少腹痛，不得大小便，病名曰疝，得寒则少腹胀，两股间冷，刺腰髁间，刺而多之，尽炅病已。

少腹满大，上走胃至心，索索然身时寒热，小便不利，取足厥阴。

〔四〕胞转不得溺，少腹满，关元主之。

小便难，水胀满，溺出少，胞转不得溺，曲骨主之。

少腹胀急，小便不利，厥气上头巅，漏谷主之。

溺难痛，白浊，卒疝，少腹肿，咳逆呕吐，卒阴跳，腰痛不可以俯仰，面仓黑，热，腹中䐜满，身热厥痛，行间主之。

少腹中满，热闭不得溺，五里主之。

少腹中满一本作痛，小便不利，涌泉主之。

筋急，身热，少腹坚肿时满，小便难，尻股寒，髀枢痛，外引季胁，内控八髎，委中主之。

阴胞有寒，小便不利，扶承主之。

三焦约内闭发不得大小便第十

〔一〕内闭不得溲，刺足少阴、太阳与骶上以长针。气逆取其太阴、阳明。厥甚，取太阴、阳明动者之经。

〔二〕三焦约，大小便不通，水道主之。

大便难，中注及太白主之。

大便难，大钟主之。

足厥阴脉动喜怒不时发㿗疝遗溺癃第十一

〔一〕黄帝问曰：刺节言去衣者，刺关节之支络者，愿闻其详。岐伯对曰：腰脊者，人之关节，股胻者，人之趋翔，茎睾者，身中之机，阴精之候，津液之道路也。故饮食不节，喜怒不时，津液内流，而下溢于睾，水道不通，炅不休息，俯仰不便，趋翔不能，荥然有水，不上不下，铍石所取，形不可匿，裳不可蔽，名曰去衣。

〔二〕问曰：有癃者，一日数十溲，此不足也。身热如炭，颈膺如格，人迎躁盛，喘息气逆，此有余也《素问》下有阳气大盛于外，阴气不足一句。太阴脉细如发者，此不足者也，其病安在？对曰：病在太阴，其盛在胃，颇在肺，病名曰厥，死不治，此得五有余、二不足。问曰：何谓五有余、二不足？对曰：所谓五有余者，病之气有余也，二不足者，亦病气之不足也。今外得五有余，内得二不足，此其不表不里，亦死证明矣。

〔三〕狐疝，惊悸少气，巨阙主之。

阴疝引睾，阴交主之。

少腹满，溺难，阴下纵，横骨主之。

少腹疝，卧善惊，气海主之。

暴疝痛，少腹大热，关元主之。

阴疝，气疝，天枢主之。

㿉疝，大巨及地机、中郄主之。

阴疝，痿，茎中痛，两丸骞痛，不可仰卧，刺气冲。

阴疝，冲门主之。

男子阴疝，两丸上下，小腹痛，五枢主之。

阴股内痛，气痈，狐疝走上下，引少腹痛，不可俯仰，商丘主之。

狐疝，太冲主之。

阴跳遗溺，小便难而痛，阴上入腹中，寒疝阴挺出，偏大肿，腹脐痛，腹中悒悒不乐，大敦主之。

腹痛上抢心，心下满，癃，茎中痛，怒瞋不欲视，泣出，长太息，行间主之。

㿉疝，阴暴痛，中封主之。《千金》云：㿉疝，阴暴痛，痿厥身体不仁。

疝，癃，脐少腹引痛腰中痛，中封主之。

气癃，小便黄，气满塞，虚则遗弱，身时寒热，吐逆，溺难腹满，石门主之。

气癃㿉疝，阴急，股枢腨内廉痛，交信主之。

阴跳腰痛，实则挺长，寒热，挛，阴暴痛，遗溺偏大；虚则暴痒，气逆肿睾，卒疝，小便不利如癃状，数噫恐悸，气不足，腹中悒悒，少腹痛，嗌中有热如有息肉状，如著欲出，背挛不可俯仰，蠡沟主之。

丈夫㿉疝，阴跳痛引篡中不得溺，腹中支，胁下榰满，闭癃阴痿，后时泄，四肢不收，实则身热头痛，汗不出，目𥆨𥆨然无所见，怒欲杀人，暴痛引髌下节，时有热气，筋挛膝痛不可屈伸，狂如新发，衄，不食，喘呼，少腹痛引嗌，足厥痛，曲泉主之。

癃疝，然谷主之。

卒疝少腹痛，照海主之。病在左取右，右取左，立已。

阴暴起，疝，照海主之《千金》云四肢淫泺身闷。疝，至阴主之。

遗溺，关门及神门、委中主之。

胸满膨膨然，实则闭癃，腋下肿；虚则遗溺，脚急兢兢然，筋急痛，不得大小便，腰痛引腹不得俯仰，委阳主之。

癃，中髎主之。

气癃溺黄，关元及阴陵泉主之。《千金》云寒热不节，肾病不可以俯仰。

气癃，小便黄，气满，虚则遗溺，石门主之。

癃，遗溺，鼠鼷痛，小便难而白，箕门主之。

小便难，窍中热，实则腹皮痛，虚则痒搔，会阴主之。

小肠有热，溺赤黄，中脘主之。

溺黄，下廉主之。

小便黄赤，完骨主之。

小便黄，肠鸣相追逐，上廉主之。

劳瘅，小便赤难，前谷主之。

足太阳脉动发下部痔脱肛第十二

痔痛，攒竹主之。

痔，会阴主之，凡痔与阴相通者死，阴中诸病，前后相引痛，不得大小便，皆主之。

痔，骨蚀，商丘主之。

痔，篡痛，飞扬、委中及扶承主之。

痔，篡痛，承筋主之。

脱肛下，刺气冲。

针灸甲乙经卷之十

阴受病发痹第一上

〔一〕黄帝问曰：周痹之在身也，上下移徙，随其脉上下，左右相应，间不容空，愿闻此痛在血脉之中耶？将在分肉之间乎？何以致是？其痛之移也，间不及下针，其蓄痛之时，不及定治而痛已止矣，何道使然？岐伯对曰：此众痹也，非周痹也。此各在其处，更发更止，更居更起，以左应右，以右应左，非能周也，更发更休。刺此者，痛虽已止，必刺其处，勿令复起。

问曰：周痹何如？对曰：周痹在于血脉之中，随脉以上，循脉以下，不能左右，各当其所。其痛从上下者，先刺其下以通之通一作遏，后刺其上以脱之；其痛从下上者，先刺其上以通之，后刺其下以脱之。

问曰：此病安生？因何有名？对曰：风寒湿气客于分肉之间，迫切而为沫，沫得寒则聚，聚则排分肉而分裂，分裂则痛，痛则神归之，神归之则热，热则痛解，痛解则厥，厥则他痹发，发则如是。此内不在脏，而外未发于皮，独居分肉之间，真气不能周，故名曰周痹。故刺痹者，必先循切其上下之大经，视其虚实，及大络之血结而不通者，及虚而脉陷空者而调之，熨而通之，其瘛紧者，转引而行之。

〔二〕黄帝问曰：何以候人之善病痹者？少俞对曰：粗理而肉不坚者善病痹，欲知其高下，各视其部。

〔三〕黄帝问曰：刺有三变，何也？伯高对曰：有刺营者，有刺卫者，有刺寒痹之留经者。刺营者出血，刺卫者出气，刺寒痹者内热。

问曰：营卫寒痹之为病奈何？对曰：营之生病也，寒热少气，血上下行。卫之生病也，气痛时来去，怫忾贲向，风寒客于肠胃之中。寒痹之为病也，留而不去，时痛而皮不仁。

问曰：刺寒痹内热奈何？对曰：刺布衣者，用火焠之。刺大人者，药熨之，方用醇酒二十升、蜀椒一升、干姜一升、桂一升，凡四物，各细㕮咀，著清酒中。绵絮一斤、细白布四丈二尺，并内酒中，置酒马矢煴中，善封涂，勿使气泄，五日五夜，出布絮暴干，复渍之，以尽其汁，每渍必晬其日乃出布絮干之，并用滓与絮布长六七尺为六巾，即用之生桑炭炙巾，以熨寒痹所乘之处，令热入至于病所；寒，复炙巾以熨之，三十遍而止；即汗出，炙巾以拭身，以三十遍而止。起步内中，无见风，每刺必熨，如此病已矣，此所谓内热。

〔四〕问曰：痹将安生？岐伯对曰：风寒湿三气合

至杂而为痹。其风气胜者为行痹，寒气胜者为痛痹，湿气胜者为著痹。问曰：其有五者何也？对曰：以冬遇此者为骨痹，以春遇此者为筋痹，以夏遇此者为脉痹，以至阴遇此者为肌痹，以秋遇此者为皮痹。问曰：内舍五脏六腑，何气使然？对曰：五脏皆有合，病久而不去者，内舍于合，故骨痹不已，复感于邪，内舍于肾；筋痹不已，复感于邪，内舍于肝；脉痹不已，复感于邪，内舍于心；肌痹不已，复感于邪，内舍于脾；皮痹不已，复感于邪，内舍于肺。所谓痹者，各以其时感于风寒湿之气也。

诸痹不已，亦益内也。其风气胜者，其人易已。

问曰：其时有死者，或疼久者，或易已者，何也？对曰：其入脏者死，其留连筋骨间者疼久，其留连皮肤间者易已。

问曰：其客六腑者何如？对曰：此亦其饮食居处为其病本也。六腑各有腧，风寒湿气中其腧，而食饮应之，循腧而入，各舍其腑也。

问曰：以针治之奈何？对曰：五脏有俞，六腑有合，循脉之分，各有所发。各治其过，则病瘳矣。

问曰：营卫之气亦令人痹乎？对曰：营者，水谷之精气也，和调五脏，洒陈六腑，乃能入于脉，故循脉上下，贯五脏，络六腑。卫者，水谷之悍气也，其气慓疾滑利，不能入于脉也，故循皮肤之中，分肉之间，熏于肓膜，聚《素问》作散于胸腹。逆其气则病，顺其气则愈，不与风寒湿气合，故不为痹也。

阴受病发痹第一下

〔一〕黄帝问曰：痹或痛，或不痛，或不仁，或寒，或热，或燥，或湿者，其故何也？岐伯对曰：痛者，其寒气多，有寒故痛。其不痛不仁者，病久入深，营卫之行涩，经络时疏，故不痛，皮肤不营，故不仁。其寒者，阳气少，阴气多，与病相益，故为寒。其热者，阳气多，阴气少，病气胜，阳乘阴，故为热。其多寒汗出而濡者，此其逢湿胜也，其阳气少，阴气盛，两气相感，故寒汗出而濡也。

夫痹在骨则重，在脉则血凝而不流，在筋则屈而不伸，在肉则不仁，在皮则寒，故具此五者则不痛。凡痹之类，逢寒则急，逢热则纵。

〔二〕问曰：或有一脉生数十病者，或痛，或痈，或热，或痒，或痹，或不仁，变化无有穷时，其故何也？对曰：此皆邪气之所生也。

问曰：人有真气，有正气，有邪气，何谓也？对曰：真气者，所受于天，与水谷气并而充身者也。正气者，正风，从一方来，非虚风也《太素》云非灾风也。邪气者，虚风也。虚风之贼伤人也，其中人也深，不得自去；正风之中人也浅而自去，其气柔弱，不能伤真气，故自去。

虚邪之中人也，凄索动形，起毫毛而发腠理，其入深，内薄于骨则为骨痹；薄于筋则为筋挛；薄于脉中则为血闭而不通，则为痈；薄于肉中，与卫气相薄，阳胜则为热，阴胜则为寒，寒则真气去，去则虚，虚则寒；薄于皮肤，其气外发，腠理开，毫毛摇，气一本作淫气往来微行则为痒；气留而不去，故为痹；卫气不行，则为不仁。

〔三〕病在骨，骨重不可举，骨髓酸痛，寒气至，名曰骨痹，深者，刺无伤脉肉为故。其道大小分，骨热病已止。病在筋，筋挛节痛，不可以行，名曰筋痹，刺筋上为故。刺分肉间，不可中骨，病起筋热，病已止。病在肌肤，肌肤尽痛，名曰肌痹，伤于寒湿，刺大分小分，多发针而深之，以热为故。无伤筋骨，筋骨伤，痈发若变。诸分尽热，病已止。

〔四〕问曰：人身非衣寒也，中非有寒气也，寒从中生者何？对曰：是人多痹，阳气少而阴气多，故身寒如从水中出。问曰：人有身寒，汤火不能热也，厚衣不能温也，然不为冻栗，是为何病？对曰：是人者，素肾气胜，以水为事，太阳气衰，肾脂枯不长，一水不能胜两火。肾者，水也，而主骨，肾不生则髓不能满，故寒甚至骨。所以不能冻栗者，肝，一阳也；心，二阳也；肾，孤脏也，一水不能胜上二火，故不能冻栗，病名曰骨痹，是人当挛节。

着痹不去，久寒不已，为肝痹一作肝痹。

〔五〕骨痹举节不用而痛，汗注烦心，取三阴之经补之。厥痹者，厥气上及腹，取阴阳之络，视主病者，泻阳补阴经也。

风痹注病《灵枢》作淫泺不可已者，足如履冰，时如入汤中，肢胫淫泺，烦心头痛，时呕时闷，眩已汗出，久则目眩，悲以喜怒，短气不乐，不出三年死。足髀不可举，侧而取之，在枢阖中，以圆利针，大针不可。

膝中痛，取犊鼻，以圆利针，针发而间之。针大如氂，刺膝无疑。

〔六〕足不仁，刺风府。

腰以下至足清不仁，不可以坐起，尻不举，腰俞主之。

痹，会阴及太渊、消泺、照海主之。

嗜卧，身体不能动摇，大温一本作湿，三阳络主之。

骨痹烦满，商丘主之。

足下热，胫痛不能久立，湿痹不能行，三阴交主之。

膝内廉痛引髌，不可屈伸，连腹引咽喉痛，膝关主之。

足大指搏伤，下车挃地，适臂指端伤，为筋痹，解溪主之。

痹，胫重，足跗不收，跟痛，巨虚下廉主之。

胫痛，足缓失履，湿痹，足下热，不能久立，条口主之。

胫苕苕一本作苦痹，膝不能屈伸，不可以行，梁丘主之。

膝寒痹不仁，痿不可屈伸，髀关主之。

肤痛痿痹，外丘主之。

膝外廉痛，不可屈伸，胫痹不仁，阳关主之。

髀痹引膝股外廉痛，不仁，筋急，阳陵泉主之。

寒气在分肉间，痛上下，痹不仁，中渎主之。

髀枢中痛，不可举，以毫针寒留之，以月生死为痏数，立已，长针亦可。

腰胁相引急痛，髀筋瘛，胫痛不可屈伸，痹不仁，环跳主之。

风寒从足小指起，脉痹上下带胸胁，痛无常处，至阴主之。

阳受病发风第二上

〔一〕黄帝问曰：风之伤人也，或为寒热，或为热中，或为寒中，或为厉风，或为偏枯。其为风也，其病各异，其名不同，或内至五脏六腑，不知其解，愿闻其说。岐伯对曰：风气藏于皮肤之间，内不得通，外不得泄。风气者，善行而数变，腠理开则凄《素问》作洒然寒，闭则热而闷，其寒也则衰食饮，其热也则消肌肉，使人解㑊《素问》作怢栗，闷而不能食，名曰寒热。

风气与阳明入胃，循脉而上至目内眦。其人肥则风气不得外泄，则为热中而目黄；人瘦则外泄而寒，则为寒中而泣出。

风气与太阳俱入，行诸脉腧，散分肉间，卫气悍，邪时与卫气相干《素问》无卫气悍邪时五字，其道不利，故使肌肉膹胀而有疡，卫气凝而有所不行，故其肉有不仁。厉者，有荣气热浮，其气不清，故使鼻柱坏而色败，皮肤疡以溃，风寒客于脉而不去，名曰厉风，或曰寒热。

以春甲乙伤于风者为肝风，以夏丙丁伤于风者为心风，以季夏戊己伤于风者为脾风，以秋庚辛伤于风者为肺风，以冬壬癸伤于风者为肾风。

风气中五脏六腑之俞，亦为脏腑之风，各入其门户，风之所中则为偏风。风气循风府而上则为脑风，入系头则为目风眼寒，饮酒中风则为漏风，入房汗出中风则为内风，新沐中风则为首风，久风入中则为肠风飧泄，而外在腠理则为泄风。故风者，百病之长也，至其变化，乃为他病，无常方，然故有风气也。

肺风之状，多汗恶风，色皏音平然白，时咳短气，昼日则差，暮则甚。诊在眉上，其色白。

心风之状，多汗恶风，焦绝善怒，色赤，病甚则言不快。诊在口，其色赤。

肝风之状，多汗恶风，善悲，色微苍，嗌干，善怒，时憎女子。诊在目下，其色青。

脾风之状，多汗恶风，身体怠惰，四肢不欲动，色薄微黄，不嗜食。诊在鼻上，其色黄。

肾风之状，多汗恶风，面痝然浮肿，腰脊痛不能正立，色炱，隐曲不利。诊在肌上，其色黑。

胃风之状，颈多汗恶风，食饮不下，膈塞不通，腹善满，失衣则瞋胀，食寒则泄。诊形瘦而腹大。

首风之状，头痛面多汗恶风，先当风，一日则病甚，头痛不可以出内，至其风日则病少愈。

漏风之状，或多汗，常不可单衣，食则汗出，甚则身汗，喘息，恶风，衣常濡，口干善渴，不能劳事。

泄风之状，多汗，汗出泄衣上，咽《素问》作口中干，上渍其风，不能劳事，身体尽痛则寒。

〔二〕问曰，邪之在经也，其病人何如？取之奈何？对曰：天有宿度，地有经水，人有经脉，天地温和则经水安静；天寒地冻则经水凝泣；天暑地热则经水沸溢；风暴起则经水波举《素问》作涌而陇起。夫邪之入于脉也，寒则血凝泣，暑则气淖泽，虚邪因而入客也，亦如经水之得风也，经之动脉，其至也亦时陇起于脉中循循然，其至寸口中手也，时大时小，大则邪至，小则平，其行无常处，在阴与阳，不可为度，循而察之，三部九候，卒然逢之，早遏其路。吸则纳针，无令气忤，静以久留，无令邪布。吸则转针，以得气为故，候呼引针，呼尽乃去，大气皆出，故名曰泻。

问曰：不足者补之奈何？对曰：必先扪而循之，切而散之，推而按之，弹而怒之，抓而下之，通而取之，外引其门，以闭其神。呼尽纳针，静以久留，以气至为故，如待所贵，不知日暮，其气已至，适以自护。候吸引针，气不得出，各在其处，推阖其门，令真气《素问》作神气存，大气留止，故名曰补。

问曰：候气奈何？对曰：夫邪去络入于经，舍于血脉之中，其寒温未相得，如涌波之起也，时来时去，故不常在，故曰方其来也，必按而止之，止而取之，无迎《素问》作逢其冲而泻之。真气者，经气也，经气太虚，故曰其气《素问》作其来不可逢，此之谓也。故曰候邪不审，大气已过，泻之则真气脱，脱则不复，邪气复至而病益蓄，故曰其往不可追，此之谓也。不可挂以发者，待邪之至时，而发针泻焉，若先若后者，血气已尽，其病不下。故曰知其可取如发机，不知其取如叩椎。故曰知机道者，不可挂以发，不知机者，叩之不发，此之谓也。

问曰：真邪以合，波陇不起，候之奈何？对曰：审扪循三部九候之盛虚而调之。不知三部者，阴阳不别，天地不分，地以候地，天以候天，人以候人，调之中府，以定三部，故曰刺不知三部九候病脉之处，虽有太过且至，工不得《素问》作能禁也。诛罚无过，命曰大惑，反乱大经，真不可复。用实为虚，以邪为正《素问》作真，用针无义，反为气贼，夺人正气；以顺为逆，营卫散乱，真气已失，邪独内著，绝人长命，予人夭殃。不知三部九候，故不能久长。固《素问》作因不知合之四时五行，因加相胜，释邪攻正，绝人长命。邪之新客来也，未有定处，推之则前，引之则止，逢而泻之，其病立已。

〔三〕问曰：人之善病风，洒洒汗出者，何以候之？对曰：肉不坚，腠理疏者，善病风。问曰：何以候肉之不坚也？对曰：䐃肉不坚而无分理者，肉不坚；肤粗而皮不致者，腠理疏也。

阳受病发风第二下

〔一〕黄帝问曰：刺节言解惑者，尽知调诸阴阳，补泻有余不足相倾移也，何以解之？岐伯对曰：大风在身，血脉偏虚，虚者不足，实者有余，轻重不得，倾侧宛伏，不知东西南北，乍上乍下，反覆颠倒无常，甚于迷惑。补其不足，泻其有余，阴阳平复，用针如此，疾于解惑。

淫邪偏客于半身，其入深，内居营卫，营卫稍衰，则真气去，邪气独留，发为偏枯。其邪气浅者，脉偏痛。

〔二〕风逆，暴四肢肿，身漯漯，唏然时寒，饥则烦，饱则善变，取手太阴表里、足少阴、阳明之经。肉反清取荥；骨清取井、经也。

〔三〕偏枯，身偏不用而痛，言不变，智不乱，病在分腠之间，巨针取之，益其不足，损其有余，乃可复也。

痱之为病也，身无痛者，四肢不收，智乱不甚，其言微知，可治；甚则不能言，不可治也。

病先起于阳，后入于阴者，先取其阳，后取其阴，必审其气之浮沉而取之。

〔四〕病大风骨节重，须眉坠，名曰大风，刺肌肉为故，汗出百日；刺骨髓汗出百日，凡二百日，须眉生而止针。

〔五〕问曰：有病身热懈堕，汗出如浴，恶风少气，此为何病？对曰：名酒风，治之以泽泻、术各十分，麋衔五分，合以三指撮，为后饭。

〔六〕身有所伤，出血多，及中风寒，若有所坠堕，四肢解㑊不收，名曰体解，取其少腹脐下三结交。三结交者，阳明、太阴一本作阳、脐下三寸关元也。

〔七〕风眩，善呕，烦满，神庭主之。

如颜青者，上星主之。取上星者，先取譩譆，后取天牖、风池；如头痛颜青者，囟会主之。

风眩引颔痛，上星主之，先取譩譆，后取天牖、风池。

风眩目瞑，恶风寒，面赤肿，前顶主之。

顶上痛，风头重，目如脱，不可左右顾，百会主之。

风眩目眩，颅上痛，后顶主之。

头重项痛，目不明，风则脑中寒，重衣不热，汗出，头中恶风，刺脑户。

头痛项急，不得顾侧，目眩，鼻不得喘息，舌急难言，刺风府。

头眩目痛，头半寒《千金》下有痛字，玉枕主之。

脑风目瞑，头痛，风眩目痛，脑空主之。

颈颔榰满，痛引牙齿，口噤不开，急痛不能言，曲鬓主之。

项痛引颈，窍阴主之。

风头耳后痛，烦心及足不收失履，口㖞僻，头项摇瘛，牙车急，完骨主之。

眩，头痛重，目如脱，项似拔，狂见鬼，目上反，项直不可以顾，暴挛，足不任身，痛欲折，天柱主之。

腰脊强，不得俯仰，刺脊中。

大风汗出，膈俞主之。

风，譩譆主之。《素问·骨空》注云：大风汗出灸譩譆。

眩，头痛互引，目中赤䀮䀮，刺丝竹空。

口噼，顴髎及龈交、下关主之。

面目恶风寒，颇肿痈痛，招摇视瞻，瘛疭口噼，巨髎主之。

口不禁水浆，㖞噼，水沟主之。

口噼噤，外关主之。

瘛疭，口沫出，上关主之。

偏枯，四肢不用，善惊，大巨主之。

大风，逆气，多寒，善悲，大横主之。

手臂不得上头，尺泽主之。

风汗出，身肿，喘喝多睡，恍惚善忘，嗜卧不觉，天府主之。在腋下三寸，臂内动脉之中。

风热，善怒，中心喜悲，思慕歔欷，善笑不休，劳宫主之。

两手挛不伸及腋偏枯不仁，手瘛偏小，筋急，大陵主之。

头身风热，善呕，怵惕，寒中少气，掌中热，肘挛腋肿，间使主之。

足不收，痛不可以行，天泉主之。

足下缓失履，冲阳主之。

手及臂挛，神门主之。

痱痿，臂腕不用，唇吻不收，合谷主之。

肘痛不能自带衣，起头眩，颔痛面黑，风，肩头痛不可顾，关冲主之。

嗌外肿，肘臂痛，手上类类也，五指瘛不可屈伸，头眩，颔额颅痛，中渚主之。

马刀肿瘘，目痛，肩不举，心痛榰满，逆气，汗出，口噤不可开，支沟主之。

大风默默，不知所痛，嗜卧善惊，瘛疭，天井主之。《千金》云悲伤不乐。

偏枯，臂腕发痛，肘屈不得伸手，又风头痛，泣出，肩臂颈痛，项急烦满，惊，五指掣不可屈伸，战怵，腕骨主之。

风眩，惊，手腕痛，泄风，汗出至腰，阳谷主之。《千金》手腕痛作手卷。

风逆，暴四肢肿，湿则唏然寒，饥则烦心，饱则眩，大都主之。

风入腹中，夹脐急，胸胁榰满，衄不止，五指端尽痛，足不得践地，涌泉主之。

偏枯不能行，大风默默不知所痛，视如见星，溺黄，小腹热，咽干，照海主之。泻左阴跷，右少阴俞，先刺阴跷，后刺少阴，在横骨中。

风逆，四肢肿，复溜主之。

风从头至足，面目赤，口痛啮舌，解溪主之。

四肢肿，身湿，丰隆主之。

大风，目外眦痛，身热痱，缺盆中痛，临泣主之。

善自啮颊，偏枯，腰髀枢痛，善摇头，京骨主之。

大风，头多汗，腰尻腹痛，腨跟肿，上齿痛，脊背尻重不欲起，闻食臭，恶闻人音，泄风从头至足，昆仑主之。

痿厥，风头重，頞痛，枢股腨外廉骨痛，瘛疭，痹不仁，振寒，时有热，四肢不举，付阳主之。

腰痛，颈项痛，历节汗出而步失履，寒，复不仁，腨中痛，飞扬主之。

八虚受病发拘挛第三

〔一〕黄帝问曰：人有八虚，各以何候？岐伯对曰；肺心有邪，其气留于两腋；肝有邪，其气留于两肘；脾有邪，其气留于两髀；肾有邪，其气留于两腘，凡此八虚者，此机关之室，真气之所过，血络之所由。是八邪气恶血因而得留，留则伤筋骨，机关不得屈伸，故拘挛。

暴拘挛，痫眩，足不任身，取天柱。

〔二〕腋拘挛，暴脉急，引胁而痛，内引心肺，譩譆主之。从项至脊，自脊以下至十二椎，应手刺之，立已。

〔三〕转筋者，立而取之，可令遂已。痿厥者，张而引之，可令立快矣。

热在五脏发痿第四

〔一〕黄帝问曰：五脏使人痿，何也？岐伯对曰：肺主身之皮毛，心主身之血脉，肝主身之筋膜，脾主身之肌肉，肾主身之骨髓。故肺气热则叶焦，焦则皮毛虚弱急薄著，著则生痿躄矣。故心气热则下脉厥而上，上则下脉虚，虚则生脉痿，枢折瘛，胫肿而不任地《素问》瘛作挈，肿作疭。肝气热则胆热泄，口苦，筋膜干，筋膜干则筋急而挛，发为筋痿。脾气热则胃干而渴，肌肉不仁，发为肉痿。肾气热则腰脊不举，骨枯而髓减，发为骨痿。

问曰：何以得之？对曰：肺者，脏之长也，为心之盖，有所亡失，所求不得，则发为肺鸣，鸣则肺热叶焦，发为痿躄。悲哀太甚则胞络绝，胞络绝则阳气内动，发则心下崩，数溲血，故《本病》曰：大经空虚，发为肌痹，传为脉痿；思想无穷，所愿不得，意淫于外，入房太甚，宗筋弛纵，发为筋痿，及为白淫，故《下经》曰筋痿生于肝使内也。有渐于湿，以水为事，若有所留，居处伤湿，肌肉濡渍，痹而不仁，发为肉痿，故《下经》曰肉痿者，得之湿地。有所远行劳倦，逢大热而渴，渴则阳气内伐，内伐则热合《素问》作舍于肾，肾者水脏，今水不胜火，则骨枯而髓空，故足不任身，发为骨痿，故《下经》曰骨痿生于大热。

问曰：何以别之？对曰：肺热者色白而毛败，心热者色赤而络脉溢，肝热者色苍而爪枯，脾热者色黄而肉蠕动，肾热者色黑而齿槁。

问曰：治痿者独取阳明，何谓也？对曰：阳明者，五脏六腑之海，主润宗筋，宗筋者，主束骨而利机关。冲脉者，经脉之海，主渗灌溪谷，与阳明合于宗筋，阴阳总宗筋之会，会于气冲，而阳明为之长，皆属于带脉，而络于督脉，故阳明虚则宗筋纵，带脉不引，故足痿不用。治之，各补其营而通其腧，调其虚实，和其逆顺，则筋脉骨肉各以其时受月则病已矣。

痿厥，为四末束闷，乃疾解之，日二；不仁者十日而知，无休，病已止。

〔二〕口缓不收，不能言语，手足痿躄不能行，地仓主之。

痿不相知，太白主之。一云身重骨痿不相知。

痿厥，身体不仁，手足偏小，先取京骨，后取中封、绝骨，皆泻之。

痿厥寒，足腕不收，躄，坐不能起，髀枢脚痛，丘墟主之。

虚则痿躄，坐不能起；实则厥，胫热膝痛，身体不仁，手足偏小，善啮颊，光明主之。

手太阴阳明太阳少阳脉动发肩背痛肩前臑皆痛肩似拔第五

肩痛不可举，天容及秉风主之。

肩背痹痛，臂不举，寒热凄索，肩井主之。

肩肿不得顾，气舍主之。

肩背痹痛，臂不举，血瘀肩中，不能动摇，巨骨主之。

肩中热，指臂痛，肩髃主之。

肩重不举，臂痛，肩髎主之。

肩重肘臂痛不可举，天宗主之。

肩胛中痛，热而寒至肘，肩外俞主之。

肩胛周痹，曲垣主之。

肩痛不可举，引缺盆，云门主之。

肘痛，尺泽主之。

臂瘛引口中，恶寒，䪼肿，肩痛引缺盆，商阳主之。

肩肘中痛，难屈伸，手不可举，腕重急，曲池主之。

肩肘节酸重，臂痛，不可屈伸，肘髎主之。

肩痛不能自举，汗不出，颈痛，阳池主之。

肘中濯濯，臂内廉痛，不可及头，外关主之。

肘痛引肩，不可屈伸，振寒热，颈项肩背痛，臂痿痹不仁，天井主之。《千金》云肩内麻木。

肩不可举，不能带衣，清泠渊主之。

肘臂腕中痛，颈肿不可以顾，头项急痛，眩，淫泺，肩胛小指痛，前谷主之。

肩痛不可自带衣，臂腕外侧痛不举，阳谷主之。

臂不可举，头项痛，咽肿不可咽，前谷主之。

肩痛欲折，臑如拔，手不能自上下，养老主之。

肩背颈痛时眩，涌泉主之。

水浆不消发饮第六

溢饮，胁下坚痛，中脘主之。

腰清脊强，四肢懈堕，善怒，咳，少气郁郁然不得息，厥逆，肩不可举，马刀瘘，身瞤，章门主之。

溢饮，水道不通，溺黄，小腹痛，里急肿，洞泄，体痛一云髀痛引背，京门主之。

饮渴，身体痛，多唾，隐白主之。

膝理气，臑会主之。

针灸甲乙经卷之十一

胸中寒发脉代第一

脉代不至寸口，四逆，脉鼓不通，云门主之。

胸中寒，脉代时不至，上重下轻，足不能安地，少腹胀，上抢心，胸胁榰满，咳唾有血，然谷主之。

阳厥大惊发狂痫第二

〔一〕黄帝问曰：人生而病癫疾者，安所得之？岐伯对曰：此得之在腹中时，其母有所数大惊，气上而不下，精气并居，故令子发为癫疾。

〔二〕病在诸阳脉，且寒且热，诸分且寒且热，名曰狂，刺之虚脉，视分尽热，病已止。病初发岁一发，不治月一发，不治四五日一发，名曰癫疾。刺诸分，其脉尤寒者，以针补之，病已止。《素问》云诸脉诸分其无寒者，以针调之，病已止。

〔三〕问曰：有病狂怒者，此病安生？对曰：生于阳也。问曰：阳何以使人狂也？对曰：阳气者，因暴折而难决，故善怒，病名曰阳厥。问曰：何以知之？对曰：阳明者常动，太阳少阳不动。不动而动大疾，此其候也。问曰：治之奈何？对曰：衰《素问》作夺其食即已。夫食入于阴，气长于阳，故夺其食即已。使人服以生铁落，为后饭。夫生铁落者，下气疾也。

〔四〕癫疾，脉搏大滑，久自已；脉小坚急，死不治一作脉沉小急实，死不治，小牢急可治。癫疾，脉虚可治，实则死。

厥成为癫疾。

贯疽《素问》作黄疸，暴病厥，癫疾，狂，久逆之所生也。五脏不平，六腑闭塞之所生也。

〔五〕癫疾始生，先不乐，头重痛，直视举目赤，其作极已而烦心，候之于颜，取手太阳、阳明、太阴，血变而止。癫疾始发而反强，因而脊痛，候之足太阳、阳明、太阴、手太阳，血变而止。癫疾始作，而引口啼呼喘悸者，候之手阳明、太阳，左强者攻其右一本作左，右强者攻其左一本作右，血变而止。治癫疾者，常与之居，察其所当取之处，病至，视之有过者，即泻之，置其血于瓠壶之中，至其发时，血独动矣；不动，灸穷骨二十壮。穷骨者，尾骶也。

骨癫疾者，颔齿诸腧分肉皆满，而骨倨强直，汗出烦闷，呕多涎沫，气下泄，不治。脉癫疾者，暴仆，四肢之脉皆胀而纵，脉满，尽刺之出血，不满，灸之夹项太阳，又灸带脉于腰相去三寸、诸分肉本腧，呕多涎沫，气下泄，不治。筋癫疾者，身卷挛急，脉大，刺项大经之大杼，呕多涎沫，气下泄，不治。

狂之始生，先自悲也，善忘善怒善恐者，得之忧饥，治之先取手太阴、阳明，血变而止，及取足太阴、阳明。狂始发，少卧不饥，自高贤也，自辨智也，自尊贵也，善骂詈，日夜不休，治之取手阳明、太阳、太阴、舌下少阴，视脉之盛者，皆取之，不盛者释之。狂，善惊善笑，好歌乐，妄行不休者，得之大恐，治之取手阳明、太阳、太阴。狂，目妄见，耳妄闻，善呼者，少气之所生也，治之取手太阳、太阴、阳明、足太阳及头两颔。狂，多食，善见鬼神，善笑而不发于外者，得之有所大喜，治之取足太阴、阳明，太阳，后取手太阴、阳明、太阳。狂而新发，未应如此者，先取曲泉左右动脉及盛者，见血立顷已，不已以法取之，灸骶骨二十壮。骶骨者，尾屈也。

〔六〕癫疾呕沫，神庭及兑端、承浆主之；其不呕沫，本神及百会、后顶、玉枕、天冲、大杼、曲骨、尺泽、阳溪、外丘、当上脘旁五分通谷、金门、承筋、合阳主之委中下二寸为合阳。

癫疾，上星主之，先取譩譆，后取天牖、风池。

癫疾呕沫，暂起僵仆，恶见风寒，面赤肿，囟会主之。

癫疾瘛疭，狂走，颈项痛，后顶主之。

癫疾狂走，瘛疭摇头，口㖞，戾，颈强，强间主之后顶后一寸五分。

癫疾，骨酸，眩，狂，瘛疭，口噤《千金》作喉噤，羊鸣，刺脑户。

狂易，多言不休，及狂走欲自杀，目反见，刺风府。

癫疾僵仆，目妄见，恍惚不乐，狂走，瘛疭，络却主之。

癫疾大瘦，脑空主之。

癫疾僵仆，狂疟，完骨及风池主之。

癫疾互引，天柱主之。

癫疾，怒欲杀人，身柱主之。《千金》又云瘛疭身热狂走，谵语见鬼。

狂走癫疾，脊急强，目转上插，筋缩主之。

癫疾发如狂者，面皮厚敦敦，不治；虚则头重洞泄，癃痔，大小便难，腰尻重，难起居，长强主之。

癫疾，憎风时振寒，不得言，得寒益甚，身热狂走欲自杀，目反妄见，瘛疭，泣出，死不知人，肺俞主之。

癫狂，膈俞及肝俞主之。

癫疾互引反折，戴眼及眩，狂走不得卧，心中烦，攒竹主之。癫疾，狂，烦满，刺丝竹空。癫疾互引，水沟及龈交主之。

惊狂，瘛疭眩仆，癫疾，喑不能言，羊鸣沫出，听宫主之。

癫疾互引，口㖞，喘悸者，大迎主之，及取阳明、太阴，候手足变血而止。

狂癫疾，吐舌，太乙及滑肉门主之。

太息善悲，少腹有热，欲走，日月主之。

狂易，鱼际及合谷、腕骨、支正、小海、昆仑主之。

狂言，太渊主之。

心悬如饥状，善悲而惊狂，面赤目黄，间使主之。

狂言，喜笑见鬼，取之阳溪及手足阳明、太阳。

癫疾多言，耳鸣，口噼颊肿，实则聋，龋，喉痹不能言，齿痛，鼻鼽衄，虚则痹膈，偏历主之。

癫疾吐舌，鼓颔，狂言见鬼，温溜主之在腕后五寸。

目不明，腕急，身热，惊狂，躄痿痹，瘛疭，曲池主之。

癫疾吐舌，曲池主之。

狂疾，液门主之，又侠溪、丘墟、光明主之。

狂，互引，头痛耳鸣，目痛，中渚主之。

热病汗不出，互引，颈嗌外肿，肩臂酸重，胁腋急痛，四肢不举，痂疥，项不可顾，支沟主之。

羊痫，会宗下空主之。

癫疾，吐舌沫出，羊鸣，戾颈，天井主之在肘后。

热病汗不出，狂，互引，癫疾，前谷主之。

狂，互引，癫疾数发，后溪主之。

狂，癫疾，阳谷及筑宾、通谷主之。

癫疾，狂，多食，善笑不发于外，烦心，渴，商丘主之。

癫疾，短气，呕血，胸背痛，行间主之。

痿厥，癫疾，洞泄，然谷主之。

狂仆，温溜主之。

狂癫，阴谷主之。

癫疾发寒热，欠，烦满，悲，泣出，解溪主之。

狂，妄走，善欠，巨虚上廉主之。

狂，易见鬼与火，解溪主之。

癫狂互引，僵仆，申脉主之，先取阴跷，后取京骨、头上五行。目反上视，若赤痛从内眦始，复下半寸各三痏，左取右，右取左。

寒厥癫疾，噤龂瘛疭，惊狂，阳交主之。

癫疾，狂，妄行，振寒，京骨主之。

身痛，狂，善行，癫疾，束骨主之补诸阳。

癫疾僵仆，转筋，仆参主之。

癫疾，目䀮䀮，鼽衄，昆仑主之。

癫狂疾，体痛，飞扬主之。

癫疾反折，委中主之。

凡好太息，不嗜食，多寒热汗出，病至则善呕，呕已乃衰，即取公孙及井俞。

实则肠中切痛，厥头面肿起，烦心，狂，多饮不嗜卧，虚则鼓胀，腹中气大满，热痛不嗜食，霍乱，公孙主之。

阳脉下坠阴脉上争发尸厥第三

尸厥，死不知人，脉动如故，隐白及大敦主之。

恍惚尸厥，头痛，中极及仆参主之。

尸厥暴死，金门主之。

气乱于肠胃发霍乱吐下第四

〔一〕霍乱，刺俞旁五，足阳明及上旁三。

〔二〕呕吐烦满，魄户主之。

阳逆霍乱，刺人迎，入四分，不幸杀人。

霍乱，泄出不自知，先取太溪，后取太仓之原。

霍乱，巨阙、关冲、支沟、公孙、解溪主之。《千金》又取阴陵泉。

霍乱泄注，期门主之。

厥逆霍乱，府舍主之。

胃逆霍乱，鱼际主之。

霍乱逆气，鱼际及太白主之。

霍乱，遗矢失气，三里主之。

暴霍乱，仆参主之。

霍乱转筋，金门、仆参、承山、承筋主之。

霍乱，胫痹不仁，承筋主之。《千金》云主瘛疭脚酸。

〔三〕转筋于阳理其阳，转筋于阴理其阴，皆卒刺之。

足太阴厥脉病发溏泄下痢第五

〔一〕春伤于风，夏生飧泄，肠澼。久风为飧泄。

飧泄而脉小，手足寒者难已；飧泄而脉小，手足温者易已。

〔二〕黄帝问曰：肠澼便血何如？岐伯对曰：身热则死，寒则生。问曰：肠澼下白沫何如？对曰：脉沉则生，浮则死。问曰：肠澼下脓血何如？对曰：悬绝则死，滑大则生。问曰：肠澼之属，身不热，脉不悬绝，何如？对曰：脉滑大皆生，悬涩皆死，以脏期之。

〔三〕飧泄补三阴交上，补阴陵泉，皆久留之，热行乃止。

病泄下血，取曲泉。

〔四〕五脏肠中有寒，泄注，肠澼便血，会阳主之。

肠鸣澼泄，下髎主之。

肠澼泄，切痛，四满主之。

便脓血，寒中食不化，腹中痛，腹哀主之。

绕脐痛，抢心，膝寒，注利，腹结主之。

溏瘕，腹中痛，脏痹，地机主之。

飧泄，太冲主之。

溏泄谷不化，寒热不节，阴陵泉主之。

肠澼，中郄主之。

飧泄，大肠痛，巨虚上廉主之。

五气溢发消渴黄瘅第六

〔一〕黄帝问曰：人之善病消瘅者，何以候之？岐伯对曰：五脏皆柔弱者，善病消瘅。夫柔弱者必刚强，刚强多怒，柔者易伤也。此人薄皮肤而目坚固以深者，长衡直扬，其心刚，刚则多怒，怒则气上逆，胸中蓄积，血气逆留《太素》作留积，腹皮充胀《太素》作髋皮充肌，血脉不行，转而为热，热则消肌，故为消瘅。此言其刚暴而肌肉弱者也。

面色微黄，齿垢黄，爪甲上黄，黄瘅也，安卧，小便黄赤，脉小而涩者，不嗜食。

〔二〕问曰：有病口甘者，病名曰何？何以得之？对曰：此五气之溢也，名曰脾瘅。夫五味入口，藏于胃，脾为之行其精气，津液在脾，故令人口甘，此肥美之所发也。此人必数食美而多食甘肥，肥令人内热，甘令人中满，故其气上溢，转为消瘅《素问》作渴，治之以兰，除陈气也。

〔三〕凡治消瘅、治偏枯、厥气逆满，肥贵人则膏粱之病也。膈塞闭绝，上下不通，暴忧之病也。消瘅，脉实大，病久可治；脉悬绝小坚，病久不可治也。

〔四〕问曰：热中消中，不可服膏粱芳草石药，石药发疽《素问》作癫，芳草发狂。夫热中消中者，皆富贵人也，今禁膏粱，是不合其心；禁芳草石药，是病不愈，愿闻其说。对曰：夫芳草之气美，药之气悍，二者其气急疾坚劲，故非缓心和人，不可以服此二者。夫热气慓悍，药气亦然，二者相遇，恐内伤脾，脾者，土也，而恶木，服此药也，至甲乙日当愈甚《素问》作当更论。

瘅成为消中。

〔五〕黄瘅，刺脊中。《千金》云腹满不能食。

黄瘅善欠，胁下满欲吐，身重不欲动，脾俞主之。《千金》云身重不动作。

消渴身热，面《千金》作目赤黄，意舍主之。

消渴嗜饮，承浆主之。

黄瘅目黄，劳宫主之。

嗜卧，四肢不欲动摇，身体黄，灸五里，左取右，右取左。

消渴，腕骨主之。

黄瘅，热中善渴，太冲主之。

身黄，时有微热，不嗜食，膝内廉内踝前痛，少气身体重，中封主之。

消瘅，善喘，气走喉咽而不能言，手足清一作青，溺黄，大便难，嗌中肿痛，唾血，口中热，唾如胶，太溪主之。

消渴黄瘅，足一寒一热，舌纵烦满，然谷主之。

阴气不足，热中，消谷善饥，腹热身烦，狂言，三里主之。

动作失度内外伤发崩中瘀血呕血唾血第七

〔一〕黄帝问曰：人年半百而动作皆衰者，人将失之耶？岐伯对曰：今时之人，以酒为浆，以妄为常，醉以入房，以欲竭其精，以好散其真，不知持满，不时御神，务快其心，逆于生乐，起居无节，故半百而衰矣。夫圣人之教也，形劳而不倦，神气从以顺，色欲不能劳其目，淫邪不能惑其心，智愚贤不肖，不惧于物，故合于道数。年度百岁而动作不衰者，以其德全不危故也。

久视伤血，久卧伤气，久坐伤肉，久立伤骨，久行伤筋。

〔二〕问曰：有病胸胁榰满，妨于食，病至则先闻腥臊臭，出清液，先唾血，四肢清，目眩，时时前后血，病名为何？何以得之？对曰：病名曰血枯，此得之少年时，有所大夺血，若醉以入房中，气竭肝伤，故使月事衰少不来也，治之以乌贼鱼骨，藘茹，二物并合，丸以雀卵，大如小豆，以五丸为后饭，饮以鲍鱼汁，以饮利肠中及伤肝也。

〔三〕问曰：劳风为病何如？对曰：劳风法在肺下，其为病也，使人强上而瞑视，唾出若涕，恶风而振寒，此为劳风之病也。问曰：治之奈何？对曰：以救俯仰。太阳引精者三日中若五日，不精者七日《千金》云候之三日五日，不精明者是其症也，咳出青黄涕，其状如脓，大如弹丸，从口中若鼻空出，不出则伤肺，伤肺则死矣。

〔四〕少气，身漯漯也，言吸吸也，骨酸体重，懈惰不能动，补足少阴。短气，息短不属，动作气索，补足少阴，去血络。

〔五〕男子阴端寒，上冲心中佷佷，会阴主之。

男子脊急目赤，支沟主之。

脊内廉痛，溺难，阴痿不用，少腹急引阴，及脚内廉痛，阴谷主之。

善厌梦者，商丘主之。

丈夫失精，中极主之。

男子精溢，阴上缩，大赫主之。

男子精溢，胫酸不能久立，然谷主之。

男子精不足，太冲主之。

崩中，腹上下痛，中郄主之。

胸中瘀血，胸胁楮满，膈痛，不能久立，膝痿寒，三里主之。

心下有隔，呕血，上脘主之。

呕血，肩息，胁下痛，口干，心痛与背相引，不可咳，咳则引肾痛，不容主之。

虚热，洒淅直毛恶风，舌上黄，身热，热争则喘咳，痹走胸膺背不得息，头痛不堪，汗出而寒，刺鱼际及阳明出血。

唾血，振寒，嗌干，太渊主之。

呕血，大陵及郄门主之。

呕血上气，神门主之。

内伤不足，三阳络主之。内伤唾血不足，外无膏泽，刺地五会。《千金》云凡唾血，泻鱼际，补尺泽。

邪气聚于下脘发内痈第八

〔一〕黄帝问曰：气为上膈，上膈者，食入而还出，余已知之矣。虫为下膈，下膈者，食晬时乃出，未得其意，愿卒闻之。岐伯对曰：喜怒不适，食饮不节，寒温不时，则寒汁留于肠中，留则虫寒，虫寒则积聚守于下脘，守下脘则肠胃充郭，卫气不营，邪气居之。人食则虫上食，虫上食则下脘虚，下脘虚则邪气胜，胜则积聚以留，留则痈成，痈成则下脘约，其痈在脘内者则沉而痛深，其痈在脘外者则痈外而痛浮，痈上皮热。按其痈，视气所行，先浅刺其旁，稍内益深，还而刺之，无过三行，察其浮沉，以为浅深，已刺必熨，令热入中，日使热内，邪气益衰，大痈乃溃。互以参禁，以除其内，恬澹无为，乃能行气，后服酸苦，化谷乃下膈矣。

〔二〕问曰：有病胃脘痈者，诊当何如？对曰：诊此者，当候胃脉，其脉当沉涩《素问》作细，沉涩者气逆，气逆者则人迎甚盛，甚盛则热。人迎者，胃脉也，逆而盛则热聚于胃口而不行，故胃脘为痈。

〔三〕肝满肾满肺满皆实，则为肿。肺痈喘而两胁《素问》作胠满；肝痈两胁《素问》作胠下满，卧则惊，不得小便；肾痈胠《素问》作脚下至少腹满，胫有大小，髀胫跛，易偏枯。

寒气客于经络之中发痈疽风成发厉浸淫第九上

黄帝问曰：肠胃受谷，上焦出气，以温分肉，以养骨节，通腠理。中焦出气如雾，上注溪谷而渗孙脉，津液和调，变化赤而为血，血和则孙络先满，乃注于络脉，络脉皆盈，乃注于经脉。阴阳乃张，因息而行，行有经纪，周有道理，与天合同，不得休止。切而调之，从虚去实，泻则不足，疾则气减，留则先后；从实去虚，补则有余，血气已调，神气乃持。余已知血气之至与不至，未知痈疽之所从生，成败之时，死生之期，或有远近，何以度之？岐伯对曰：经脉流行不止，与天同度，与地合纪，故天宿失度，日月薄蚀，地经失纪，水道流溢，草蓂不成，五谷不植，经纪不通，民不往来，巷聚邑居，别离异处。血气犹然，请言其故。夫血脉营卫，周流不休，上应天宿，下应经数。寒气客于经络之中则血泣，血泣则不通，不通则卫气归之不得复反，故痈肿也。寒气化为热，热胜则肉腐，肉腐则为脓，脓不泻则筋烂，筋烂则骨伤，骨伤则髓消，不当骨空，不得泄泻，则筋骨枯空，枯空则筋骨肌肉不相亲，经络败漏，熏于五脏，脏伤则死矣。

寒气客于经络之中发痈疽风成发厉浸淫第九下

〔一〕黄帝问曰：病之生时，有喜怒不测，饮食不节，阴气不足，阳气有余，营气不行，乃发为痈疽。阴阳气不通，两热相薄，乃化为脓，小针能取之乎？岐伯对曰：夫致使身被痈疽之疾，脓血之聚者，不亦离道远乎？痈疽之生，脓血之成也，积聚之所生，故圣人自治于未形也，愚者遭其已成也。问曰：其已有形，脓已成，为之奈何？对曰：脓已成，十死一生。问曰：其已成有脓血，可以小针治乎？对曰：以小治小者，其功小；以大治大者，其功大；以小治大者，多害大。故其已成脓血者，其惟砭石铍锋之所取也。问曰：多害者，其不可全乎？对曰：在逆顺焉耳。问曰：愿闻顺逆。对曰：已为伤者，其白睛青黑眼小，是一逆也；纳药而呕，是二逆也；伤痛渴甚，是三逆也；肩项中不便，是四逆也；音嘶色脱，是五逆也。除此五者为顺矣。

〔二〕邪之入于身也深，其寒与热相薄，久留而内著，寒胜其热，则骨疼肉枯；热胜其寒，则烂肉腐肌为脓，内伤骨为骨蚀。有所疾，前筋屈不得伸，气居其间而不反，发为筋瘤也。有所结，气归之，卫气留之不得复反，津液久留，合而为肠一本作疡疽。留久者，数岁乃成，以手按之柔。有所结，气归之，津液留之，邪气中之，凝结日以易甚，连以聚居为昔瘤，以手按之坚。有所结，气深中骨，气因于骨，骨与气并息，日以益大，则为骨疽。有所结，气中于肉，宗气归之，邪留而不去，有热则化为脓，无热则为肉疽。凡此数气者，其发无常处而有常名。

〔三〕问曰：病痈肿颈痛，胸满腹胀，此为何病？对曰：病名曰厥逆，灸之则喑，石之则狂，须其气并，乃可治也。阳气重上一本作止，有余于上，灸之阳气入阴，入则喑；石之阳气虚，虚则狂，须其气并而治之，使愈。

问曰：病颈痈者，或石治之，或以针灸治之而皆已，其治何在？对曰：此同名而异等者也。夫痈气之息者，宜以针开除去之。夫气盛血聚者，宜石而泻之，此所谓同病而异治者也。

〔四〕问曰：诸痈肿筋挛骨痛，此皆安生？对曰：此皆寒气之肿也，八风之变也。问曰；治之奈何？对曰：此四时之病也，以其胜，治其腧。

〔五〕暴痈筋濡一本作緛，随分而痛，魄汗不尽，胞气不足，治在其经腧。腋痈太热，刺足少阳五；刺而热不止，刺手心主三，刺手太阴经络者、大骨之会各三。痈疽不得顷时回，痈不知所，按之不应手，乍来乍已，刺手太阴旁三，与缨脉各二。

治痈肿者刺痈上，视痈大小深浅刺之，刺大者，多而深之，必端纳针为故止也。《素问》云：刺大者多血，小者深之，必端纳针为故止。

〔六〕项肿不可俯仰，颊肿引耳，完骨主之。

咽肿难言，天柱主之。

颇肿唇痈，颧髎主之。

颊肿痛，天窗主之。

颈项痈肿不能言，天容主之。

身肿，关门主之。

胸下满痛，膺肿，乳根主之。

马刀肿瘘，渊腋、章门、支沟主之。

面肿目痈肿，刺陷谷出血，立已。

犊鼻肿，可灸不可刺，其上坚勿攻，攻之者死。

痈疽，窍阴主之。

〔七〕厉风者，索刺其肿上，已刺以吮其处，按出其恶血，肿尽乃止，常食方食，无食他食。

脉风成为厉。

〔八〕管疽发厉，窍阴主之。

头大浸淫，间使主之。

管疽，商丘主之。

瘃蛘欲呕，大陵主之。

痂疥，阳溪主之。

〔九〕黄帝问曰：愿尽闻痈疽之形与忌日名？岐伯对曰：痈发于嗌中，名曰猛疽，不急治，化为脓，脓不泻，塞咽，半日死。其化为脓者，脓泻已，则合豕膏，无食，三日已。

发于颈者，名曰夭疽。其状大而赤黑，不急治则热气下入渊腋，前伤任脉，内熏肝肺，熏则十余日死矣。

阳气大发，消脑溜项，名曰脑烁。其色不乐，项痛如刺以针。烦心者，死不治。

发于肩及臑，名曰疵疽。其状赤黑，急治之，此令人汗出至足，不害五脏，痈发四五日，逆焫之。

发于腋下赤坚者，名曰米疽。治之以砭石，欲细而长，疏砭之，涂以豕膏，六日已，勿裹之。其痈坚而不溃者，为马刀夹瘿，以急治之。

发于胸，名曰井疽。其状如大豆，三四日起，不早治，下入腹，不治七日死。

发于膺，名曰甘疽。色青，其状如谷实瓜蒌，常苦寒热，急治之，去其寒热；不急治，十岁死，死后出脓。

痈发于胁，名曰败疵。此言女子之病也，灸之，其状大痈脓，其中乃有生肉大如赤小豆，治之以蔆翘草根及赤松子根各一升，以水一斗六升，煮之令竭，得三升，即强饮，厚衣坐于釜上，令汗至足已。

发于股胫一作胻，名曰股胫疽。其状不甚变色，痈脓内薄于骨，急治之，不急治，四十日死。

发于尻，名曰锐疽。其状赤坚大，急治之，不治，三十日死。

发于股阴，名曰赤弛。不治，六十日死，在两股之内，不治，十日死。

发于膝，名曰疵疽。其状大痈色不变，寒热而坚者，勿石，石之者即死，须其色异，柔乃石之者生。

诸痈之发于节而相应者，不可治。发于阳者百日死，发于阴者四十日死。

发于胫，名曰兔啮。其状如赤豆至骨，急治之，不急治，杀人。

发于内踝，名曰走缓。其状痈色不变，数石其腧而止其寒热，不死。

发于足上下，名曰四淫。其状大痈，不急治之，百日死。

发于足旁，名曰厉痈。其状不大，初从小指发，急治之，去其黑者，不消辄益，不治百日死。

发于足指，名曰脱疽。其状赤黑者，死不治；不赤黑者，不死。治之不衰，急斩去之，不去则死矣。

黄帝问曰：何为痈？岐伯对曰：营气积留于经脉之中，则血泣而不行，不行则卫气归之，归而不通，壅遏而不得行，故曰热。大热不止，热胜则肉腐，肉腐则为脓，然不能陷肌肤于骨髓，骨髓不为焦枯，五脏不为伤，故名曰痈。

问曰：何为疽？对曰：热气纯盛，下陷肌肤筋髓骨肉，内连五脏，血气竭绝，当其痈下筋骨良肉皆无余，故名曰疽。疽者，其上皮夭瘀以坚，状如牛领皮；痈者其皮上薄以泽，此其候也。

问曰：有疽死者奈何？对曰：身有五部：伏兔一，腨《灵枢》作腓二，背三，五脏之俞四，项五，此五部有疽死也。

〔十〕问曰：身形应九野奈何？对曰：请言身形之应九野也，左手一作足应立春，其日戊寅己丑；左胸一作胁应春分，其日乙卯；左足应立夏，其日戊辰己巳；膺喉头首应夏至，其日丙午；右手应立秋，其日戊申己未；右胸一作胁应秋分，其日辛酉；右足应立冬，其日戊戌己亥；腰尻下窍应冬至，其日壬子；六腑及膈下五脏应中州，其日大禁，太乙所在之日及诸戊巳。凡此九者，善候八正所在之处，主左右上下身体有痈肿者，欲治之，无以其所直之日溃治之，是谓天忌日也。

五子夜半，五丑鸡鸣，五寅平旦，

五卯日出，五辰食时，五巳隅中，

五午日中，五未日昳，五申晡时，

五酉日入，五戌黄昏，五亥人定。

以上此时得疾者皆不起。

针灸甲乙经卷之十二

欠哕唏振寒噫嚏軃泣出太息涎下耳鸣啮舌善忘善饥第一

〔一〕黄帝问曰：人之欠者，何气使然？岐伯对曰：卫气昼行于阳，夜行于阴，阴主夜，夜主卧，阳主上，阴主下，故阴气积于下，阳气未尽，阳引而上，阴引而下，阴阳相引，故数欠。阳气尽，阴气盛，则目瞑；阴气尽，阳气盛，则寤。肾主欠，故泻足少阴，补足太阳。

问曰：人之哕者何？对曰：谷入胃，胃气上注于肺，今有故寒气与新谷气俱还入于胃，新故相乱，真邪相攻相逆，复出于胃，故为哕。肺主哕，故补手太阴，泻足太阴。亦可以草刺其鼻，嚏而已；无息而疾引之立已；大惊之亦可已。

问曰：人之唏者何？对曰：此阴气盛而阳气虚，阴气疾而阳气徐，阴气盛而阳气绝，故为唏。唏者，阴盛阳绝，故补足太阳，泻足少阴。

问曰：人之振寒者何？对曰：寒气客于皮肤，阴气盛，阳气虚，故为振寒寒栗，补诸阳。

问曰：人之噫者何？对曰：寒气客于胃，厥逆从下上散，复出于胃，故为噫。补足太阴、阳明一云补眉本。

问曰：人之嚏者何？对曰：阳气和利，满于心，出于鼻，故为嚏。补足太阳荥、眉本一云眉上。

问曰：人之亸者何？对曰：胃不实则诸脉虚，诸脉虚则筋脉懈惰，筋脉懈惰则行阴用力，气不能复，故为亸，因其所在补分肉间。

问曰：人之哀而泣涕出者何？对曰：心者，五脏六腑之主也；目者，宗脉之所聚也，上液之道也；口鼻者，气之门户也。故悲哀愁忧则心动，心动则五脏六腑皆摇，摇则宗脉感，宗脉感则液道开，液道开故涕泣出焉。液者所以灌精濡空窍者也，故上液之道开则泣，泣不止则液竭，液竭则精不灌，精不灌则目无所见矣，故命曰夺精。补天柱经夹颈，夹颈者，头中分也。

〔二〕雷公问曰：有哭泣而泪不出者，若出而少涕，不知水所从生，涕所从出也？黄帝答曰：夫心者，五脏之专精也，目者其窍，华色其荣。是以人有德，则气和于目；有亡，忧知于色。是以悲哀则泣下，泣下水所由生也。众精者，积水也《素问》作水宗；积水者，至阴也；至阴者，肾之精也。宗精之水所以不出者，是精持之也，辅之裹之，故水不行也。夫气之传也，水之精为志，火之精为神，水火相感，神志俱悲，是以目之水生也。故谚言曰：心悲又名曰志悲。志与心精共凑于目也，是以俱悲则神气传于心，精上下传于志，而志独悲，故泣出也。泣涕者，脑也；脑者，阳也《素问》作阴；髓者，骨之充也，故脑渗为涕。志者，骨之主也，是以水流涕从之者，其类也。

夫人厥则阳气并于上，阴气并于下，阳并于上，则火独光也，阴并于下则足寒，足寒则胀。夫一水不能胜五火，故目盲。是以气冲风泣下而不止。夫风之中目也，阳气内守于精，是火气燔目，故见风则泣下也。有以比之，夫《素问》下有火字疾风生，乃能雨，此之类也。《九卷》言其形，《素问》言其情，亦互相发明也。

〔三〕黄帝问曰：人之太息者何？岐伯对曰：忧思则心系急，心系急则气道约，约则不利，故太息以伸出之，补手少阴、心主、足少阳留之。

问曰：人之涎下者何？对曰：饮食皆入于胃，胃中有热，热则虫动，虫动则胃缓，胃缓则廉泉开，故涎下，补足少阴。

问曰：人之耳中鸣者何？对曰：耳者，宗脉之所聚也，故胃中空，空则宗脉虚，虚则下溜，脉有所竭者，故耳鸣，补客主人、手大指甲上与肉交者。

问曰：人之自啮舌者何？对曰：此厥逆走上，脉气皆至也。少阴气至则自啮舌，少阳气至则啮颊，阳明气至则啮唇矣，视主病者补之。

〔四〕问曰：人之善忘者何？对曰：上气不足，下气有余，肠胃实而心肺虚，虚则荣卫留于下，久不以时上，故善忘也。

问曰：人之善饥不嗜食者何也？对曰：精气并于脾则热留于胃，胃热则消谷，消谷故善饥，胃气逆上，故胃脘塞，胃脘塞故不嗜食。

善忘及善饥，先视其腑脏，诛其小过，后调其气，盛则泻之，虚则补之。

〔五〕凡此十四邪者，皆奇邪走空窍者也。邪之所在皆为不足，故上气不足，脑为之不满，耳为之善鸣，头为之倾，目为之瞑。中气不足，溲便为之变，肠为之善鸣，补之足外踝下留之。下气不足，则乃为痿厥，心闷，急刺足大指上二寸留之，一曰补足外踝下留之。

寒气客于厌发喑不能言第二

〔一〕黄帝问曰：人之卒然忧恚而言无音者，何气不行？少师对曰：咽喉者，水谷之道路也。喉咙者，气之所以上下者也。会厌者，音声之户也。唇口者，音声之扇也。舌者，音声之机也。悬痈垂者，音声之关也。颃颡者，分气之所泄也。横骨者，神气之所使，主发舌者也。故人之鼻洞，涕出不收者，颃颡不闭，分气失也。其厌小而薄，则发气疾，其开合利，其出气易；其厌大而厚，则开合难，其出气迟，故重言也，所谓吃者，其言逆，故重之。卒然无音者，寒气客于厌，则厌不能发，发不能下至其机扇，机扇开合不利，故无音。足少阴之脉上系于舌本，络于横骨，终于会厌，两泻血脉，浊气乃辟。会厌之脉上络任脉，复取之天突，其厌乃发也。

暴喑气哽，刺扶突与舌本出血。

〔二〕不能言，刺脑户。

暴喑不能言，喉嗌痛，刺风府。

舌缓，喑不能言，刺喑门。

喉痛，喑不能言，天窗主之。

暴喑气哽，喉痹咽痛不得息，饮食不下，天鼎主之。

食饮善呕，不能言，通谷主之。

喑不能言，期门主之。

暴喑不能言，支沟主之。

喑不能言，合谷及涌泉、阳交主之。

目不得眠不得视及多卧卧不安不得偃卧肉苛诸息有音及喘第三

〔一〕黄帝问曰：夫邪气之客于人也，或令人目不得眠者，何也？伯高对曰：五谷入于胃也，其糟粕津液宗气分为三隧。故宗气积于胸中，出于喉咙以贯心肺，而行呼吸焉。营气者，泌其津液，注之于脉，化而为血，以营四末，内注五脏六腑，以应刻数焉。卫气者，出其悍气之慓疾，而先行于四末、分肉、皮肤之间，而不休息也，昼行于阳，夜行于阴，其入于阴也，常从足少阴之分间，行于五脏六腑。今邪气客于五脏，则卫气独营其外，行于阳，不得入于阴。行于阳则阳气盛，阳气盛则阳跷满，不得入于阴，阴气虚，故目不得眠。治之，补其不足，泻其有余，调其虚实，以通其道，而去其邪，饮以半夏汤一剂，阴阳已通，其卧立至，此所以决渎壅塞，经络大通，阴阳得和者也。其汤方以流水千里以外者八升，扬之万遍，取其清五升，煮之，炊以苇薪火，沸煮秫米一升，治半夏五合，徐炊令竭为一升半，去其柤，饮汁一小杯，日三，稍益，以知为度。故其病新发者，覆杯则卧，汗出则已矣；久者，三饮而已。

〔二〕黄帝问曰：目闭不得视者何也？岐伯对曰：卫气行于阴，不得入于阳，行于阴则阴气盛，阴气盛则阴跷满，不得入于阳则阳气虚，故目闭焉。《九卷》行作留，入作行。

问曰：人之多卧者何也？对曰：此人肠胃大而皮肤涩《九卷》作湿，下同，涩则分肉不解焉。肠胃大则卫气行留久；皮肤涩，分肉不解，则行迟。夫卫气者，昼常行于阳，夜常行于阴，故阳气尽则卧，阴气尽则寤。故肠胃大，卫气行留久，皮肤涩，分肉不解，则行迟，留于阴也久，其气不精一作清则欲瞑，故多卧矣。其肠胃小，皮肤滑以缓，分肉解利，卫气之留于阳也久，故少卧焉。

问曰：其非常经也，卒然多卧者何也？对曰：邪气留于上焦，上焦闭而不通，已食若饮汤，卫气久留于阴而不行，故卒然多卧。

问曰：治此诸邪奈何？对曰：先视其腑脏，诛其小过，后调其气，盛者泻之，虚者补之，必先明知其形气之苦乐，定乃取之。

〔三〕问曰：人有卧而有所不安者何也？对曰：脏有所伤，及情有所倚，则卧不安《素问》作精有所倚则安；《太素》作精有所倚则不安，故人不能悬其病也。

问曰：人之不得偃卧者何也？对曰：肺者，脏之盖也，肺气盛则脉大，脉大则不得偃卧。

〔四〕问曰：人之有肉苛者何也？是为何病？对曰：营气虚，卫气实也。营气虚则不仁，卫气虚则不用，营卫俱虚则不仁且不用，肉如苛也。人身与志不相有也，三十日死。

问曰：人有逆气不得卧而息有音者，有不得卧而息无音者，有起居如故而息有音者，有得卧行而喘者，有不得卧不能行而喘者，有不得卧，卧而喘者，此何脏使然？对曰：不得卧而息有音者，是阳明之逆也。足三阳者下行，今逆而上行，故息有音也。阳明者，胃脉也，胃者六腑之海也，其气亦下行，阳明逆不得从其道，故不得卧。《下经》曰胃不和则卧不安，此之谓也。夫起居如故而息有音者，此肺之络脉逆，不得随经上行下，故留经而不行，络脉之病人也微，故起居如故，而息有音也。夫不得卧，卧则喘者，水气客也。夫水气循津液而留《素问》作流者也，肾者水脏，主津液，主卧与喘也。

〔五〕惊不得眠，善龂，水气上下，五脏游气也，阴交主之。

不得卧，浮郄主之。

身肿皮痛，不可近衣，淫泺苛获，久则不仁，屋翳主之。

足太阳阳明手少阳脉动发目病第四

〔一〕黄帝问曰：余尝上清零之台，中陛而顾，匍䁖而前，余私异之，窃内怪之，或独冥视，安心定气，久而不解，被发长跪，俯而复视之，久不已，卒然自止，何气使然？岐伯对曰：五脏六腑之精气皆上注于目而为之精，精之裹《灵枢》作窠，下同者为眼，骨之精者为瞳子，筋之精为黑睛《灵枢》作黑眼，血之精为其络裹，气之精为白睛《灵枢》亦作白眼，肌肉之精为约束。裹契一作撷筋骨血气之精而与脉並《灵枢》作并为系，上属于脑，后出于项中，故邪中于项，因逢身之虚，其入深，则随眼系以入于脑，入则脑转，脑转则引目系急，目系急则目眩以转矣。邪中其精，则其精所中者不相比，不相比则精散，精散则视歧，故见两物也。目者，五脏六腑之精也，营卫魂魄之所常营也，神气之所生也，故神劳则魂魄散，志意乱，是故瞳子黑眼法于阴，白睛赤脉法于阳，故阴阳合揣《灵枢》作传而精明也。目者心之使也，心者神之所舍也，故神分精乱而不揣一作转，卒然见非常之处，精神魂魄散不相得，故曰惑。

问曰：余疑何其然也，余每之东苑，未尝不惑，去之则复，余惟独为东苑劳神乎？何其异也？对曰：不然，夫心有所喜，神有所恶，卒然相感，则精气乱，视误故惑，神移乃复。是故间者为迷，甚者为惑。

〔二〕目眦外决一作次于面者为兑眦；在内近鼻者，上为外眦，下为内眦。

目色赤者病在心，白色者病在肺，青色者病在肝，黄色者病在脾，黑色者病在肾，黄色不可名者病在胸中。诊目痛，赤脉从上下者太阳病，从下上者阳明病，从外走内者少阳病。

夫胆移热于脑，则辛频鼻渊一作洞，鼻渊者，浊涕下不止，传为衄蔑《素问》作衃衊瞑目，故得之气厥。

〔三〕足阳明有夹鼻入于面者，名曰悬颅，属口对入系目本。头痛引颔取之，视有过者取之，损有余，补不足，反者益甚。足太阳有通项入于脑者，正属目本，名曰眼系。头目苦痛，取之在项中两筋间，入脑乃别。阴跷阳跷，阴阳相交，阳入阴出，阴阳交于兑眦，阳气盛则瞋目，阴气绝则眠。

目中赤痛从内眦始，取之阴跷。

〔四〕目中痛不能视，上星主之，先取谚语，后取天牖、风池。

青盲，远视不明，承光主之。

目瞑，远视𥆨𥆨，目窗主之。

目𥆨𥆨赤痛，天柱主之。

目眩无所见，偏头痛引目外眦而急，颔厌主之。

目不明，恶风，目泣出，憎寒，头痛目眩瞢，内眦赤痛，目𥆨𥆨无所见，眦痒痛，淫肤白翳，睛明主之。

青盲无所见，远视𥆨𥆨，目中淫肤白膜，瞳子髎、巨髎主之。

目不明，泪出，目眩瞢，瞳子痒，远视𥆨𥆨，昏夜无见，目瞤动与项口参相引，㖞僻口不能言，刺承泣。

目痛口僻，泪出，目不明，四白主之。

目赤黄，颧髎主之。

睊目，水沟主之。

目痛不明，龈交主之。

目瞑，身汗出，承浆主之。

青盲瞶目，恶风寒，上关主之。

青盲，商阳主之。

瞶目，目晾晾，偏历主之。

眼痛，下廉主之。

瞶目，目晾晾，少气，灸五里，左取右，右取左。

目中白翳，目痛泣出，甚者如脱，前谷主之。

白膜覆珠，瞳子无所见，解溪主之。

手太阳少阳脉动发耳病第五

〔一〕暴厥而聋，耳偏塞闭不通，内气暴薄也。不从内外中风之病，故留瘦著也。

头痛耳鸣，九窍不利，肠胃之所生也。

〔二〕黄帝问曰：刺节言发蒙者，刺腑腧以去腑病，何腧使然？岐伯对曰：刺此者，必于白日中刺其耳听一作听宫，中其眸子，声闻于耳，此其腧也。问曰：何谓声闻于耳？对曰：已刺，以手坚按其两鼻窍，令疾偃，其声必应其中。

〔三〕耳鸣，取耳前动脉。耳痛不可刺者，耳中有脓，若有干擿抵一作耵聍，耳无闻也。耳聋，取手足小指《太素》云小指次指爪甲上与肉交者，先取手，后取足。耳鸣，取手足中指爪甲上，左取右，右取左，先取手，后取足。

聋而不痛，取足少阳；聋而痛，取手阳明。

〔四〕耳鸣，百会及颔厌、颅息、天窗、大陵、偏历、前谷、后溪皆主之。

耳痛聋鸣，上关主之，刺不可深。

耳聋鸣，下关及阳溪、关冲、液门、阳谷主之。

耳鸣聋，头颔痛，耳门主之。

头重，颔痛引耳中，侬侬嘈嘈，和髎主之。

聋，耳中颠飕颠飕者若风，听会主之。

耳聋填填如无闻，侬侬嘈嘈若蝉鸣，鹈鴂鸣，听宫主之。下颊取之，譬如破声，刺此。即《九卷》所谓发蒙者。

聋，翳风及会宗下空主之。

耳聋无闻，天窗主之。

耳聋嘈嘈无所闻，天容主之。

耳鸣无闻，肩贞及腕骨主之。

耳中生风，耳鸣耳聋时不闻，商阳主之。

聋，耳中不通，合谷主之。

耳聋，两颞颥痛，中渚主之。

耳焞焞浑浑，聋无所闻，外关主之。

卒气聋，四渎主之。

手足阳明脉动发口齿病第六

〔一〕诊龋齿痛，按其阳明之来；有过者独热。在左者左热，在右右热，在上上热，在下下热。

〔二〕臂之阳明有入鼽齿者，名曰大迎，下齿龋取之臂，恶寒补之一作取之，不恶寒泻之。《灵枢》名曰禾髎，或曰大迎。详大迎乃是阳明脉所发，则当云禾髎是也，然而下齿龋又当取足阳明，禾髎、大迎当试可知耳。手太阳有入頄遍齿者，名曰角孙，上齿龋取之，在鼻与鼽一作頄前。方病之时，其脉盛，脉盛则泻之，虚则补之。一曰取之出眉外，方病之时，盛泻虚补。

〔三〕齿动痛，不恶清饮，取足阳明；恶清饮，取手阳明。

舌缓涎下，烦闷，取足少阴。

重舌，刺舌柱以铍针。

〔四〕上齿龋肿，目窗主之。

上齿龋痛，恶寒，正营主之。

齿牙龋痛，浮白及完骨主之。

齿痛，颧髎及二间主之。

上齿龋，兑端及耳门主之。

齿间出血者，有伤酸，齿床落痛，口不可开，引鼻中，龈交主之。

颊肿口急，颊车骨痛，齿不可以嚼，颊车主之。

厥，口噼失欠，下牙痛，颊肿，恶寒，口不收，舌不能言，不得嚼，大迎主之。

上齿龋痛，口噼噤不开，上关主之。

失欠，下齿龋，下牙痛，䪼肿，下关主之。

齿龋痛，听会及冲阳主之。

齿牙不可嚼，龈肿，角孙主之。

口噼不正，失欠口不开，翳风主之。

舌下肿，难言，舌纵，喎戾不端，通谷主之。

舌下肿，难以言，舌纵涎出，廉泉主之。

口噼，刺太渊，引而下之。

口中腥臭，劳宫主之。

口中下齿痛，恶寒顷肿，商阳主之。

齿龋痛，恶清，三间主之。

口噼，偏历主之。

口齿痛，温溜主之。

下齿龋则上齿痛，液门主之。

齿痛，四渎主之。

上牙齿龋痛，阳谷主之一作阳溪。

齿龋痛，合谷主之。

齿龋痛，小海主之。

舌纵涎下，烦闷，阴谷主之。

血溢发衄第七 鼻鼽息肉著附

〔一〕暴痹内逆，肝肺相薄，血溢鼻口，取天府，此为胃之大俞五部也。五部，按《灵枢》云阳逆头痛，胸满不得息，取人迎；暴喑气哽，刺扶突与舌本出血；暴聋气蒙，耳目不明，取天牖；暴拘挛，痫痉，足不任身者，取天柱；暴痹内逆，肝肺相薄，血溢鼻口，取天府。此为胃之五大俞五部也。今士安散作五穴于篇中，此特五部之一耳。

衄而不止，衃，血流，取足太阳；大衄衃，取手太阳；不已，刺腕骨下；不已，刺腘中出血。

〔二〕鼻鼽衄，上星主之，先取譩譆，后取天牖、风池。

鼻管疽，发为厉鼻，脑空主之。

鼻鼽不利，窒洞气塞，㖞僻多洟，鼽衄有痈，迎香主之。

鼽衄洟出，中有悬痈宿肉，窒洞不通，不知香臭，素髎主之。

鼻窒口僻，清洟出不可止。鼽衄有痈，禾髎主之。

鼻鼽不得息，鼻不收洟，不知香臭及衄不止，水沟主之。

鼻中息肉不利，鼻头额頞中痛，鼻中有蚀疮，龈交主之。

衄血不止，承浆及委中主之。

鼻不利，前谷主之。

衄，腕骨主之。

手足阳明少阳脉动发喉痹咽痛第八

〔一〕喉痹不能言，取足阳明；能言，取手阳明。

〔二〕喉痹，完骨及天容、气舍、天鼎、尺泽、合谷，商阳、阳溪、中渚、前谷、商丘、然谷、阳交悉主之。

喉痹咽肿，水浆不下，璇玑主之。

喉痹食不下，鸠尾主之。

喉痹咽如哽，三间主之。

喉痹不能言，温溜及曲池主之。

喉痹气逆，口㖞，喉咽如扼状，行间主之《千金》作间使。

咽中痛不可纳食，涌泉主之。

气有所结发瘤瘿第九

瘿，天窗一本作天容；《千金》作天府及臑会主之。

瘤瘿，气舍主之。

妇人杂病第十

〔一〕黄帝问曰：人有重身，九月而喑，此为何病？歧伯对曰：胞之络脉绝也。胞络者，系于肾，少阴之脉贯肾系舌本，故不能言，无治也，当十月复。治法曰：无损不足益有余，以成其辜《素问》作疹。所谓不足者，身羸瘦，无用镵石也。无益其有余者，腹中有形而泄之，泄之则精出而病独擅中。故曰成辜。

〔二〕问曰：何以知怀子且生也？对曰：身有病而无邪脉也。

诊女子，手少阴脉动甚者，妊子也。

乳子而病热，脉悬小，手足温则生，寒则死。乳子中风病热，喘渴《素问》作鸣，肩息，脉急大。缓则生，急则死。

〔三〕乳子下赤白，腰俞主之。

女子绝子，阴挺出，不禁白沥，上髎主之。

女子赤白沥，心下积胀，次髎主之《千金》云腰痛不可俯仰，先取缺盆，后取尾骶与八髎。女子赤淫时白，气癃，月事少，中髎主之。

女子下苍汁，不禁赤沥，阴中痒痛，引少腹控胁，不可俯仰，下髎主之，刺腰尻交者两胂上，以月死生为痏数，发针立已。《千金》云肠鸣泄注，下髎主之。

妇人乳余疾，肓门主之。

乳痈寒热，短气，卧不安，膺窗主之。

乳痈，凄索寒热，痛不可按，乳根主之。

绝子，灸脐中，令人有子。

女子手脚拘挛，腹满，疝，月水不通，乳余疾，绝子，阴痒，阴交主之。

腹满疝积，乳余疾，绝子，阴痒，刺石门。《千金》云奔豚上䐜少腹坚痛，下引阴中，不得小便。

女子绝子，衃血在内不下，关元主之。《千金》云胞转不得尿，少腹满，石水痛。刺关元，亦宜灸。

女子禁中痒，腹热痛，乳余疾，绝子内不足，子门不端，少腹苦寒，阴痒及痛，经闭不通，小便不利，中极主之。

妇人下赤白沃后，阴中干痛，恶合阴阳，少腹膹坚，小便闭，曲骨主之《千金》作屈骨。

女子血不通，会阴主之。

妇人子脏中有恶血，内逆满痛，石关主之。

月水不通，奔泄气上，下引腰脊痛，气穴主之。

女子赤淫，大赫主之。

女子胞中痛，月水不以时休止，天枢主之。《千金》云腹胀肠鸣，气上冲胸，刺天枢。

小腹胀满痛引阴中，月水至则腰脊痛，胞中瘕，子门有寒，引髌髀，水道主之。《千金》云大小便不通刺水道。

女子阴中寒，归来主之。

女子月水不利，或暴闭塞，腹胀满癃，淫泺身热，腹中绞痛，癀疝阴肿，及乳难，子上抢心，若胞衣不出，众气尽乱，腹满不得反息，正偃卧，屈一膝，伸一膝，并气冲针上入三寸，气至泻之。

妇人无子及少腹痛，刺气冲。

妇人产余疾，食饮不下，胸胁榰满，眩目，足寒，心切痛，善噫闻酸臭，胀痹腹满，少腹尤大，期门主之。

妇人少腹坚痛，月水不通，带脉主之。

妇人下赤白，里急瘛疭，五枢主之。

妒乳，太渊主之。《千金》云膺胸痛。

绝子，商丘主之穴在内踝前宛宛中。

女子疝瘕，按之如以汤沃其股内至膝，飧泄，妇人阴中痛，少腹坚急痛，阴陵泉主之。

妇人漏下，若血闭不通，逆气胀，血海主之。

月事不利，见血而有身反败，阴寒，行间主之。

乳痈，太冲及复溜主之。

女子疝，及少腹肿，溏泄，癃，遗溺，阴痛，面尘黑，目下眦痛，太冲主之。

女子少腹大，乳难，嗌干嗜饮，中封主之。

女子漏血，太冲主之。

女子夹脐疝，中封主之。

大疝绝子，筑宾主之。

女子疝，小腹肿，赤白淫，时多时少，蠡沟主之。

女子疝瘕，按之如以汤沃两股中，少腹肿，阴挺出痛，经水来下，阴中肿或痒，漉青汁若葵羹，血闭无子，不嗜食，曲泉主之。

妇人绝产，若未曾生产，阴廉主之刺入八分，羊矢下一寸是也。

妇人无子，涌泉主之。

女子不字，阴暴出，经水漏，然谷主之。

女子不下月水，照海主之。《千金》云痹惊善悲不乐如坠堕，汗不出，刺照海。

妇人，阴挺出，四肢淫泺，身闷，照海主之。

月水不来而多闭，心下痛，目䀮䀮不可远视，水泉主之。

妇人漏血，腹胀满不得息，小便黄，阴谷主之。《千金》云漏血，小腹胀满如阻，体寒热，腹遍肿。

乳痈有热，三里主之。

乳痈，惊《千金》云痹，胫重，足跗不收，跟痛，巨虚下廉主之。

月水不利，见血而有身则败，及乳肿，临泣主之。

女子字难，若胞不出，昆仑主之。

小儿杂病第十一

〔一〕婴儿病，其头毛皆逆上者死。婴儿耳间青脉起者瘛，腹痛，大便青瓣，飧泄，脉大，手足寒，难已；飧泄，脉小，手足温者，易已。

〔二〕痫惊脉五，针手足太阴各五，刺经太阳者五，刺手足少阴经络旁者一，足阳明一，上踝五寸刺三针。

〔三〕小儿惊痫，本神及前顶、囟会、天柱主之；如反视，临泣主之。

小儿惊痫，加瘛疭，脊急强，目转上插，筋缩主之。

小儿惊痫，瘛疭，脊强互相引，长强主之。

小儿食晦，头痛，譩譆主之。

小儿痫发，目上插，攒竹主之。

小儿脐风，目上插，刺丝竹空。

小儿痫痓，呕吐泄注，惊恐失精，瞻视不明，眵瞒，长强及瘈脉主之。

小儿痫，喘不得息，颅息主之。

小儿惊痫，如有见者，列缺主之，并取阳明络。

小儿口中腥臭，胸胁榰满，劳宫主之。

小儿羊痫，会宗下空主之。

小儿咳而泄，不欲食者，商丘主之。

小儿痫瘛，手足扰，目昏，口噤，溺黄，商丘主之。

小儿痫瘛，遗清溺，虚则病诸瘕瘨，实则闭癃，小腹中热，善寐，大敦主之。

小儿脐风，口不开，善惊，然谷主之。

小儿腹满，不能食饮，悬钟主之。

小儿马痫，金门及仆参主之。

风从头至足，痫瘛，口闭不能开，每大便腹暴满，按之不下，噫一作嚏，悲，喘，昆仑主之。

熙宁二年四月二十三日进呈奉圣旨镂板施行

朝奉郎守国子博士同校正医书上骑都尉赐绯鱼袋臣高保衡

朝奉郎守尚书屯田郎中同校正医书骑都尉赐绯鱼袋臣孙奇

朝散大夫守光禄卿直秘阁判登闻检院上护军臣林亿

熙宁二年五月二日

朝散大夫右谏议大夫参知政事上护军长安郡开国侯食邑一千一百户赐紫金鱼袋臣王安石

推忠佐理功臣正奉大夫行左谏议大夫参知政事上柱国南阳郡开国侯食邑一千一百户赐金

鱼袋臣曾公亮

推忠协谋同德守正亮节佐理翊戴功臣开府仪同三司行尚书右仆射兼门下侍郎同中书门下平章事集贤大学士上柱国鲁国公食邑一万一千一百户实封三百户臣赵抃

推忠协谋同德佐理守正亮节功臣开府仪同三司行尚书左仆射兼门下侍郎同中书门下平章事昭文馆大学士监修国史兼绎经润文使上柱国郑国公食邑一万一千户实封四千二百户臣富弼

穴名索引

五画

六画

七画

八画

九画

十画

十一画

十二画

十三画

十四画

十五画

十七画以上